U0253628

# 临床专科疾病护理精要

田淳 等 主编

江西科学技术出版社

江西·南昌

**图书在版编目（CIP）数据**

临床专科疾病护理精要 / 田淳等主编 .-- 南昌：
江西科学技术出版社，2020.9（2024.1 重印）
ISBN 978-7-5390-7507-5

Ⅰ.①临… Ⅱ.①田… Ⅲ.①护理学 Ⅳ.① R473

中国版本图书馆 CIP 数据核字 (2020) 第 164355 号

选题序号：ZK2020041

责任编辑：王凯勋

# 临床专科疾病护理精要
LINCHUANG ZHUANKE JIBING HULIJINGYAO

田淳　等　主编

| | | |
|---|---|---|
| **出版发行** | 江西科学技术出版社 | |
| **社　　址** | 南昌市蓼洲街 2 号附 1 号 | |
| | 邮编：330009　　电话：（0791）86623491　　86639342（传真） | |
| **经　　销** | 全国新华书店 | |
| **印　　刷** | 三河市华东印刷有限公司 | |
| **开　　本** | 880mm×1230mm　　1/16 | |
| **字　　数** | 291 千字 | |
| **印　　张** | 9.5 | |
| **版　　次** | 2020 年 9 月第 1 版　　2024年1月第1版第2次印刷 | |
| **书　　号** | ISBN 978-7-5390-7507-5 | |
| **定　　价** | 88.00 元 | |

赣版权登字：-03-2020-303

# 编 委 会

**主 编** 田 淳 司国灿 吴 敏 黄 方

刘 瑾 孙瑞梅 刘 辉 李晓莉

**副主编** 陆银凤 赵 阳 朱庆庆 王彦云 陈文清

程香萍 程 沛 刘伟静 裴 琴 吴晓毅

**编 委** （按姓氏笔画排序）

王彦云 包头医学院职业技术学院

田 淳 山西医科大学第一医院

司国灿 常州市第三人民医院

朱庆庆 新乡市中心医院

刘伟静 中国人民解放军海军第九七一医院

刘 辉 湖北医药学院附属襄阳市第一人民医院

刘 瑾 扬州大学附属医院

孙瑞梅 潍坊市第二人民医院

李晓莉 河南中医药大学第一附属医院

吴晓毅 中国人民解放军联勤保障部队第九八九医院

吴 敏 江西省九江市中医医院

陆银凤 扬州大学附属医院

陈文清 深圳市人民医院

（暨南大学第二临床医学院，南方科技大学第一附属医院）

赵 阳 山西省中医院

黄 方 青岛市第八人民医院

程 沛 郑州大学第二附属医院

程香萍 广东医科大学附属医院

裴 琴 三峡大学第一临床医学院 宜昌市中心人民医院

# 获取临床医生的在线小助手

## 开拓医生视野
## 提升医学素养

微信扫码

---

📖 **临 床 科 研** ▷ 介绍医学科研经验，提供专业理论。

🧬 **医 学 前 沿** ▷ 生物医学前沿知识，指明发展方向。

📋 **临 床 资 讯** ▷ 整合临床医学资讯，展示医学动态。

✍ **临 床 笔 记** ▷ 记录读者学习感悟，助力职业成长。

💬 **医学交流圈** ▷ 在线交流读书心得，精进提升自我。

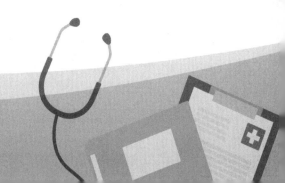

# 前 言

　　护理工作在我国医疗卫生事业的发展中发挥着重要的作用，广大护理工作者在协助临床诊疗、救治生命、促进康复、减轻疼痛及增进医患和谐方面肩负着重要工作。随着现代临床医学的发展，使护理学科面临着多元化的变更，从而加快了护理模式的转变，体现了以人为本的先进护理理念，推动了护理学新理论新技术的发展，对高等护理人才的知识结构和临床技能提出了更高的要求。因此，特编写此书，为广大临床医护人员提供参考。

　　本书从基础护理学开始，介绍了常用急救护理技术、常见急症的护理、常见急危重症护理、手术室基础护理、呼吸系统疾病的护理、肝脏疾病的护理、泌尿系统疾病的护理、神经内科疾病的护理、手术伤口护理、妇产科常用护理技术、口腔门诊外科常见疾病护理等方面的新知识、新理论、新观点、新技术。内容新颖丰富，论述充分、全面，理论与实践相结合，实用性强。

　　本书在编写过程中，借鉴了诸多护理相关书籍与资料文献，由于编者编校水平有限，书中难免有错误及不足之处，请广大读者给予批评指正，以更好地总结经验，以起到共同进步、提高临床护理水平的目的。

编 者

2020 年 9 月

# 目　录

# 第一章

## 基础护理学

### 第一节　铺床技术

病床是病室的主要设备,是患者睡眠与休息的必须用具。患者,尤其是卧床患者与病床朝夕相伴,因此,床铺的清洁、平整和舒适,可使患者心情舒畅,增强治愈疾病的自信心,并可预防并发症的发生。

铺床总的要求为:舒适、平整、安全、实用、节时、节力。常用的病床有:①钢丝床:有的可通过支起床头、床尾(二截或三截摇床)而调节体位。有的床脚下装有小轮,便于移动;②木板床:为骨科患者所用;③电动控制多功能床:患者可自己控制升降或改变体位。病床及被服类规格要求是:①一般病床:高 60 cm,长 200 cm,宽 90 cm;②床垫:长宽与床规格同,厚 9 cm。以棕丝作垫芯为好,也可用橡胶泡沫,塑料泡沫作垫芯。垫面选帆布制作;③床褥:长宽同床垫,一般以棉花作褥芯,棉布作褥面;④棉胎:长 210 cm,宽 160 cm;⑤大单:长 250 cm,宽 180 cm;⑥被套:长 230 cm,宽 170 cm,尾端开口缝四对带;⑦枕芯:长 60 cm,宽 40 cm 或高弹棉、锦纶丝棉,以棉布作枕面;⑧枕套:长 65 cm,宽 45 cm;⑨橡胶单:长 85 cm,宽 65 cm,两端各加白布 40 cm;⑩中单:长 85 cm,宽 170 cm,以上各类被服均以棉布制作。

### 一、备用床

#### (一)目的

铺备用床为准备接受新患者和保持病室整洁美观。

#### (二)用物准备

床、床垫、床褥、枕芯、棉胎或毛毯、大单、被套或衬单及罩单,枕套。

#### (三)操作方法

1. 被套法

(1)将上述物品置于护理车上,推至床前。

(2)移开床旁桌,距床 20 cm,并移开床旁椅置床尾正中,距床 15 cm。

(4)翻床垫,自床尾翻向床头或反之,上缘紧靠床头。床褥铺于床垫上。

(5)铺大单,取折叠好的大单放于床褥上,使中线与床的中线对齐,并展开拉平,先铺床头后铺床尾。①铺床头:一手托起床头的床垫,一手伸过床的中线将大单塞于床垫下,将大单边缘向上提起呈等边三角形,下半三角平整塞于床垫下,再将上半三角翻下塞于床垫下。②铺床尾:至床尾拉紧大单,一手托起床垫,一手握住大单,同法铺好床角。③铺中段:沿床沿边拉紧大单中部边沿,然后,双手掌心向上,将大单塞于床垫下。④至对侧:同法铺大单。

(6)套被套:①S 形式套被套法:被套正面向外使被套中线与床中线对齐,平铺于床上,开口端的被套上层倒转向上约 1/3。棉胎或毛毯竖向三折,再按 S 形横向三折。将折好的棉胎置于被套开口处,底边与被套开口边平齐。拉棉胎上边至被套封口处,并将竖被套平齐(先近侧后对侧)。盖被上缘距床头 15 cm,至床尾逐层拉平盖被,系好带子。边缘向内折叠与床沿平齐,尾端掖于床垫下。同上法将另一侧盖被理好。②卷筒式套被套法：被套正面向内平铺于床上，开口端向床尾，棉胎或毛毯平铺在被套上，上缘与被套封口边齐，将棉胎与被套上层一并由床尾卷至床头（也可由床头卷向床尾），自开口处翻转，拉平各层，系带，余同S形式。

（7）套枕套，于椅上套枕套，使四角充实，系带子，平放于床头，开口背门。

（8）移回桌椅，检查床单位，保持整洁。

2. 被单法

（1）移开床旁桌、椅，翻转床垫、铺大单，同被套法。

（2）将反折的大单（衬单）铺于床上，上端反折10 cm，与床头，尾按铺大单法铺好床尾。

（3）棉胎或毛毯平铺于衬单上，上端距床头15 cm 将床头衬单于棉胎或毛毯上，床尾同大单铺法。

（4）铺罩单，正面向上对准床中线，上端与床头齐，床尾处则折成斜角（45°），沿床边垂下。转至对侧，先后将衬单、棉胎及罩单同上法铺好。

（5）余同被套法。

### （四）注意事项

（1）铺床前先了解病室情况，若患者进餐或作无菌治疗时暂不铺床。

（2）铺床前要检查床各部分有无损坏，若有则修理后再用。

（3）操作中要使身体靠近床边，上身保持直立，两腿前后分开稍屈膝以扩大支持面增加身体稳定性，既省力又能适应不同方向操作。同时手和臂的动作要协调配合，尽量用连续动作，以节省体力消耗，并缩短铺床时间。

（4）铺床后应整理床单位及周围环境，以保持病室整齐。

## 二、暂空床

### （一）目的

铺暂空床供新入院的患者或暂离床活动的患者使用，保持病室整洁美观。

### （二）用物准备

同备用床，必要时备橡胶中单、中单。

### （三）操作方法

（1）将备用床的盖被四折叠于床尾。若被单式，在床头将罩单向下包过棉胎上端，再翻上衬单作25 cm 的反折，包在棉胎及罩单外面。然后将罩单、棉胎、衬单一并四折，叠于床尾。

（2）根据病情需要铺橡胶中单、中单。中单上缘距床头50 cm，中线与床中线对齐，床缘的下垂部分一并塞床垫下。至对侧同上法铺好。

## 三、麻醉床

### （一）目的

（1）铺麻醉床便于接受和护理手术后患者。

（2）使患者安全、舒适和预防并发症。

（3）防止被褥被污染，并便于更换。

### （二）用物准备

1. 被服类

同备用床，另加橡胶中单、中单二条。弯盘、纱布数块、血压计、听诊器、护理记录单、笔。根据手术情况备麻醉护理盘或急救车上备麻醉护理用物。

2. 麻醉护理盘用物

治疗巾内置张口器、压舌板、舌钳、牙垫、通气导管、治疗碗、镊子、输氧导管、吸痰导管、纱布数块。治疗巾外放电筒、胶布等。必要时备输液架，吸痰器、氧气筒、胃肠减压器等。天冷时无空调设备应备热水袋及布套各2只、毯子。

**（三）操作方法**

（1）拆去原有枕套、被套、大单等。

（2）按使用顺序备齐用物至床边，放于床尾。

（3）移开床旁桌椅等同备用床。

（4）同暂空床铺好一侧大单、中段橡胶中单、中单及上段橡胶中单、中单，上段中单与床头齐。转至对侧，按上法铺大单、橡胶中单、中单。

（5）铺盖被：①被套式：盖被头端两侧同备用床，尾端系带后向内或向上折叠与床尾齐，将向门口一侧的盖被三折叠于对侧床边；②被单式：头端铺法同暂空床，下端向上反折和床尾齐，两侧边缘向上反折同床沿齐，然后将盖被折叠于一侧床边。

（6）套枕套后将枕头横立于床头，以防患者躁动时头部碰撞床栏而受伤。

（7）移回床旁桌，椅子放于接受患者对侧床尾。

（8）麻醉护理盘置于床旁桌上，其他用物放于妥善处。

**（四）注意事项**

（1）铺麻醉床时，必须更换各类清洁被服。

（2）床头一块橡胶中单、中单可根据病情和手术部位需要铺于床头或床尾。若下肢手术者将单铺于床尾，头胸部手术者铺于床头。全麻手术者为防止呕吐物污染床单则铺于床头。而一般手术者，可只铺床中部中单即可。

（3）患者的盖被根据医院条件增减。冬季必要时可置热水袋两只加布套，分别放于床中部及床尾的盖被内。

（4）输液架、胃肠减压器等物放于妥善处。

## 四、卧有患者床

**（一）扫床法**

1. 目的

（1）使病床平整无皱褶，患者睡卧舒适，保持病室整洁美观。

（2）随扫床操作协助患者变换卧位，又可预防褥疮及坠积性肺炎。

2. 用物准备

护理车上置浸有消毒液的半湿扫床巾的盆，扫床巾每床一块。

3. 操作方法

（1）备齐用物推护理车至患者床旁，向患者解释，以取得合作。

（2）移开床旁桌椅，半卧位患者，若病情许可，暂将床头、床尾支架放平，以便操作。若床垫已下滑，须上移与床头齐。

（3）松开床尾盖被，助患者翻身侧卧背向护士，枕头随患者翻身移向对侧。松开近侧各层被单，取扫床巾分别扫净中单、橡胶中单后搭在患者身上。然后自床头至床尾扫净大单上碎屑，注意枕下及患者身下部分各层应彻底扫净，最后将各单逐层拉平铺好。

（4）助患者翻身侧卧于扫净一侧，枕头也随之移向近侧。转至对侧，以上法逐层扫净拉平铺好。

（5）助患者平卧，整理盖被，将棉胎与被套拉平，掖成被筒，为患者盖好。

（6）取出枕头，揉松，放于患者头下，支起床上支架。

（7）移回床旁桌椅，整理床单位，保持病室整洁美观，向患者致谢意。

（8）清理用物，归回原处。

**（二）更换床单法**

1. 目的

同扫床法。

2. 用物准备

清洁的大单、中单、被套、枕套，需要时备患者衣裤，余同扫床法。

3. 操作方法

（1）适用于卧床不起，病情允许翻身者。

①同扫床法（1）（2）。清洁的被服按更换顺序放于床尾椅上。

②松开床尾盖被，助患者侧卧，背向护士，枕头随之移向对侧。

③松开近侧各单，将中单卷入患者身下，用扫床巾扫净橡胶中单上的碎屑，搭在患者身上再将大单卷入患者身下，扫净床上碎屑。

④取清洁大单，使中线与床中线对齐。将对侧半幅卷紧塞于患者身下，近侧半幅自床头、床尾、中部先后展平拉紧铺好，放下橡胶中单，铺上中单（另一半卷紧塞于患者身下），两层一并塞入床垫下铺平。移枕头并助患者翻身面向护士。转至对侧，松开各单，将中单卷至床尾大单上，扫净橡胶中单上的碎屑后搭于患者身上，然后将污大单从床头卷至床尾与污中单一并丢入护理车污衣袋或护理车下层。

⑤扫净床上碎屑，依次将清洁大单、橡胶中单、中单逐层拉平，同上法铺好。助患者平卧。

⑥解开污被套尾端带子，取出棉胎盖在污被套上，并展平。将清洁被套铺于棉胎上（反面在外），两手伸入清洁被套内，抓住棉胎上端两角，翻转清洁被套，整理床头棉被，一手抓被套下端，一手将清洁被套往下拉平，同时顺手将污棉套撤出放入护理车污衣袋或护理车下层。棉被上端可压在枕下或请患者抓住，然后至床尾逐层拉平后系好带子，掖成被筒为患者盖好。

⑦一手托起头颈部，一手迅速取出枕头，更换枕套，助患者枕好枕头。

⑧同扫床法（7）（8）。

（2）适用于病情不允许翻身的侧卧患者：

①同允许翻身者（1）。

②2人操作。一人一手托起患者头颈部，另一人一手迅速取出枕头，放于床尾椅上。松开床尾盖被，大单、中单及橡胶中单。从床头将大单横卷成筒式至肩部。

③将清洁大单横卷成筒式铺于床头，大单中线与床中线对齐，铺好床头大单。一人抬起患者上半身（骨科患者可利用牵引架上拉手，自己抬起身躯），将污大单、橡胶中单、中单一起从床头卷至患者臀下，同时另一人将清洁大单也随着污单拉至臀部。

④放下上半身，一人托起臀部，一人迅速撤出污单，同时将清洁大单拉至床尾，橡胶中单放在床尾椅背上，污单丢入护理车污衣袋或护理车下层。展平大单铺好。

⑤一人套枕套为患者枕好。一人备橡胶中单、中单，并先铺好一侧，余半幅塞患者身下至对侧，另一人展平铺好。

⑥更换被套、枕套同方法一，两人合作更换。

（3）盖被为被单式更换衬单和罩单的方法：

①将床头污衬单反折部分翻至被下，取下污罩单丢入污衣袋或护理车下层。

②铺大单（衬单）于棉胎上，反面向上，上端反折 10 cm，与床头齐。

③将棉胎在衬单下由床尾退出，铺于衬单上，上端距床头 15 cm。

④铺罩单，正面向上，对准中线，上端和床头齐。

⑤在床头将罩单向下包过棉胎上端，再翻上衬单作 25 cm 的反折，包在棉胎和罩单的外面。

⑥盖被上缘压于枕下或请患者抓住，在床尾撤出衬单，并逐层拉平铺好床尾，注意松紧，以防压迫足趾。

4. 注意事项

①更换床单或扫床前，应先评估患者及病室环境是否适宜操作。需要时应关闭门窗。

②更换床单时注意保暖，动作敏捷，勿过多翻动和暴露患者，以免患者过劳和受凉。

③操作时要随时注意观察病情。

④患者若有输液管或引流管，更换床单时可从无管一侧开始，操作较为方便。

⑤撤下的污单切勿丢在地上或他人床上。

## 第二节　生命体征的观察与测量

生命体征是指体温、脉搏、呼吸及血压，是机体内在活动的各种客观反映。当机体出现异常时，生命体征可发生不同程度的变化，因而生命体征成为衡量患者身体健康状况的基本指标。正确观察生命体征可以为疾病的预防、诊断、治疗及护理提供参考资料和依据。

### 一、体温的观察与测量

体温（temperature）指身体内部的温度。正常情况下，人的体温保持在相对恒定的状态，通过大脑和丘脑下部的体温调节中枢的调节及神经体液的作用，使产热和散热保持动态平衡。人体产热主要是通过内脏器官尤其是肝脏的代谢和骨骼肌的运动而进行的，散热则是通过辐射、传导、对流、蒸发等方式进行的。

测量体温所采用的单位是摄氏度（℃）或华氏度（℉），一般常用摄氏度。两者换算关系为：

℃ =（℉ 32）× 75/9 或℉ =℃ × 9/5 + 32

#### （一）体温的观察

1. 正常体温

（1）体温的范围：正常体温常以口腔、直肠或腋下温度为标准。这三个部位测得的温度与机体深部体温相近。正常人口腔舌下温度在 36.3 ~ 37.2℃；直肠温度受外界环境影响小，故比口腔的高出 0.3 ~ 0.5℃；腋下温度受体表散热、局部出汗、潮湿等因素影响，又比口腔的低 0.3 ~ 0.5℃。时对这三个部位进行测量，其温度差一般不超过 1℃。直肠温度虽然与深部体温更为接近，但由于测试不便，故临床上除小儿外，一般都测口腔温度或腋下温度。

（2）体温的生理性变动：体温可随年龄、昼夜、运动、情绪等变化而出现生理性变动，但在这些条件下，体温的改变往往在正常范围内或呈一过性改变。

①年龄的差异：新生儿因体温调节中枢发育不完善，其体温易受环境温度的影响，并随之波动；儿童由于代谢旺盛，体温可略高于成人；老年人由于代谢低下，体温可在正常范围内的低值。

②昼夜差异：一般清晨 2：00 ~ 6：00 时体温最低，下午 2：00 ~ 8：00 时最高，其变动范围不超过平均值 ±0.5℃。这种昼夜的节律波动，可能与人体活动、代谢、血液循环等的相应周期性变动有关，如长期夜班工作的人员，则可出现夜间体温升高，日间体温下降的情况。

③性别差异：女性体温一般较男性的为高。女性的基础体温还随月经周期而出现规律性的变化，即月经期和月经后的前半期体温较低，到排卵日最低，而排卵后到下次月经前体温逐步升高，月经来潮后，体温又逐渐下降，体温升降范围在 0.2 ~ 0.5℃。这种体温的周期性变化是与血中孕激素（黄体酮）及其他激素浓度的变化有关。

④运动影响的差异：剧烈运动时，骨骼肌紧张并强烈收缩，使产热量激增；同时由于交感神经兴奋，释放肾上腺素和甲状腺素，肾上腺皮质激素增多，代谢率增高而致体温上升。

⑤受情绪影响的差异：情绪激动、精神紧张都可使体温升高，这与交感神经兴奋有关。

⑥其他：进食、沐浴可使体温升高，睡眠、饥饿可使体温降低。

2. 异常体温

（1）发热：在致热原的作用下或体温调节中枢的功能障碍时，使产热增加，而散热不能相应地随之增加或散热减少，体温升高超过正常范围，称为发热。

发热时，体温升高不超过 38℃的为低热；38 ~ 38.9℃为中等热；39 ~ 40.9℃为高热；超过 41℃为超高热。

发热过程可分为三个阶段：

①体温上升期：患者主要表现为畏寒、皮肤苍白、无汗、甚至寒战。

②发热持续期：患者主要表现为颜面潮红、皮肤灼热、口唇干燥、呼吸和脉搏加快。

③退热期：患者主要表现为大量出汗和皮肤温度降低。

在发热时测得的体温所绘制成的体温曲线，称为热型。常见的热型有稽留热、弛张热、间歇热和不规则热。热型常能提示某种疾病的存在。

（2）体温过低：体温在35℃以下称为体温过低。可见于早产儿及全身衰竭的危重患者。

体温过低，开始时可出现寒战，当体温继续下降时，四肢开始麻木，并丧失知觉，血压下降，呼吸减慢，甚至意识丧失，出现昏迷。

**（二）测量体温的方法**

**1. 体温计**

最为常用的是玻璃水银柱式体温计。水银端受热后，水银膨胀沿毛细管上升，所达刻度即为体温的度数。摄氏体温计的刻度为35℃～42℃，每一大格为1℃，每一小格为0.1℃。测量不同部位体温的体温计，其外形也有所不同，如口表和肛表的玻璃管呈三棱状，腋表的玻璃管呈扁平状；口表和腋表的水银端细长，肛表水银端粗短。

此外还有各种电子体温计，采用电子感温探头来测量体温，测量迅速，读数直观，使用方便；化学体温计则是将对特定温度敏感的化学试剂制成点状，在体温计受热45 s内，即可从试剂点颜色的改变上来得知被测的体温度数，该体温计为一次性用品，用后即可丢弃，不会引起交叉感染。

**2. 测量方法**

（1）用物：测量盘内盛体温计、纱布、弯盘、记录本、笔及有秒针的表。

（2）操作方法：检查体温计有无破损、水银柱是否甩到35℃以下，以免影响测量结果。备齐用物，携至床边，向患者解释并交代注意事项，以取得配合，并根据病情需要选择测量体温的部位。

①口腔测量法：将口表水银端斜放于舌下靠近臼齿处的深部，此处称热袋。系舌动脉经过处，所测出的温度最接近身体深部体温。嘱患者闭目用鼻呼吸，勿咬体温计。3 min后取出体温计，用纱布擦净，与视线平行，稍转动看清度数并记录，将水银柱甩至35℃以下，放在弯盘内。

②腋下测量法：沾干腋下汗液，将体温计的水银端放于腋窝中央，紧贴皮肤，屈臂过胸夹紧。5～10 min后取出，余同口腔测量法。

③直肠测量法：患者取侧卧位，小儿可取俯卧位，露出臀部，用液状石蜡润滑肛表水银端，分开臀部，看清肛门，轻轻插入肛门内3～4 cm。婴幼儿测量，只需插入肛门即可。3 min后取出，用卫生纸擦净，余同口腔测量法。

（3）填写体温单：将所测体温绘制于体温单上，口腔温度用蓝圆点表示，腋下温度用蓝叉表示，直肠温度用蓝圆圈表示，并以蓝线与前一次的相连。高热患者降温半小时后体温绘制在降温前体温的同一纵格内，用红圆圈表示，并以红虚线与降温前体温相连，下一次测得的体温仍与降温前体温相连。

（4）注意事项

①体温计应轻拿轻放，甩动时注意勿触及周围物体，以防损坏。

②幼儿、精神异常或昏迷患者、口鼻部施行手术者、呼吸困难者，不可采用口腔测温；腹泻、直肠或肛门施行手术者，不可采用直肠测温。

③进食或面颊部作冷敷、热敷者，须过30 min后再测口腔温度；坐浴或灌肠后须待30 min后，方可测直肠温度。

④幼儿、精神异常或昏迷患者测量体温时，护士应在旁守护并用手扶托，以防体温计失落或折断。

⑤发现体温与病情不符合时，应重新测量，如有异常，应立即通知医生，并采取相应措施。

⑥若患者不慎咬碎体温计将水银吞下时，首先应及时清除口腔内玻璃碎屑，以免损伤口腔及消化道组织。再口服蛋清液或牛奶，以延缓汞的吸收。若不影响病情，还可给予粗纤维食物，以加快汞的排出。

**3. 体温计的消毒及检查法**

（1）体温计的清洁与消毒：目的是保持体温计清洁，防止交叉感染。常用消毒液有1%过氧乙酸、3%碘伏、1%消毒灵等。

①容器：所有盛消毒液和体温计的容器，均需有盖，消毒液容器内应有网篮。消毒液每天更换1次，

容器每周消毒 1 次。

②方法：先将体温计全部浸没于 1 只盛有消毒液的容器内，5 min 后取出，再放入另一盛有相同消毒液的容器内浸泡，30 min 后取出，用冷开水冲洗，再用消毒纱布擦干，存放于清洁盒内备用。肛表应按上述方法另行消毒。

（2）体温计的检查法：为保证体温计的准确性，应定期将所有体温计的水银柱甩至 35℃ 以下，于同一时间内放入已测好的 40℃ 的温水内，3 min 后取出检视，或将体温计置入 40℃ 的恒温箱内，3 min 后取出检视。如果体温计误差超过 ±0.2℃ 或水银柱有裂隙不能消失者，则不再使用。

## 二、脉搏的观察与测量

脉搏（pulse）是指在身体浅表动脉上可触摸到的搏动，是由心脏节律性地收缩和舒张引起动脉血管壁的相应扩张和回缩所产生的。正常情况下，脉率和心率是一致的。

### （一）脉搏的观察

#### 1. 正常脉搏

正常成人的脉搏为 60～100 次/min。脉搏的节律规则，间隔时间相等，搏动强弱适中。脉搏可随年龄、性别、活动和情绪等因素而变动。一般幼儿比成人快，同年龄的女性比男性稍快。进食、运动和情绪激动时，脉搏可暂时增快，休息和睡眠时，脉搏会相对减慢。体位亦可影响脉搏的快慢，同一人在卧位时最慢，坐位时其次，立位时最快，但均在正常范围内。

#### 2. 异常脉搏

（1）频率的改变：成人脉率超过 100 次/min，称为速脉。见于发热、甲状腺功能亢进及由于缺血缺氧所致的心脏代偿情况。低于 60 次/min，称为缓脉。见于颅内压增高、房室传导阻滞。

（2）节律的改变：脉搏间隔时间不等，称不整脉。有规律的不整脉是在一系列均匀的脉搏中，出现一次提前的搏动，随后有一段补偿性的间歇，称为间歇脉，若每隔一个或两个正常搏动后出现一次提前搏动，称二联脉或三联脉。见于各种原因引起的心肌损害。无规律的不整脉是在单位时间内脉率少于心率，且脉搏节律不等、强弱不同，称细脉（脉搏短绌）。见于心房纤维性颤动。

（3）强弱的改变：当心排出量大、外周阻力小、动脉充盈度和脉压较大时，脉搏强大，称洪脉。常见于高热、甲状腺功能亢进。当有效循环血量降低、心排出量减少时，脉搏细弱，称丝状脉。常见于大出血、休克、心脏功能衰竭。

### （二）测量方法

凡浅表靠近骨骼的大动脉都可以用来测量脉搏。常取的部位有桡动脉，其次是颞动脉、颈动脉、股动脉、足背动脉等。

#### 1. 用物

有秒针的表、记录本、笔。

#### 2. 操作方法

（1）使患者被测部位放在舒适的位置。

（2）以示指、中指、无名指三指的指端按在患者动脉上，压力的大小以清楚触到脉搏为宜。计数 30 s，将测得脉率乘以 2 并记录。心脏病患者应测量 1 min。

（3）如患者有脉搏短绌时，应由两人测量，1 人数脉率，1 人听心率，两人同时开始，由听心率者发出"起"、"停"口令，测 1 min，以分数式记录，心率为分子，脉率为分母。

（4）将所测脉搏绘制于体温单上，脉率以红圆点表示，心率以红圆圈表示。如果脉搏与体温重叠于一点时，先画体温，再将脉搏用红圈画于其外，若系直肠温度，先以蓝圈表示体温，再在其内以红点表示脉搏。两次脉搏之间，应以红线连接。若须记录脉搏短绌图，则于心率与脉率之间以蓝笔涂布。

#### 3. 注意事项

（1）测量脉搏前，应使患者保持安静，活动后须休息 15～30 min 再测。

（2）不可用拇指测量脉搏，因为拇指小动脉搏动易与患者的脉搏相混淆。

（3）测量时注意力集中，仔细测量脉搏的频率、节律、强弱，如与病情不符，应重新测量。

## 三、呼吸的观察与测量

呼吸（respiration）是指机体与环境之间进行气体交换的过程。通过呼吸，机体不断地从外界摄取氧和排出二氧化碳，以满足机体新陈代谢的需要和维持内环境的相对恒定。通过观察呼吸运动，可以判断机体内外环境气体交换情况，进而帮助判断病情。

### （一）呼吸的观察

1. 正常呼吸

正常呼吸时，胸廓、腹壁呈平稳、有节律的起伏运动，呼气较吸气略长，吸与呼之比为 1：1.5 ～ 1：2。成人呼吸频率 16 ～ 20 次 /min，呼吸与脉搏的比例为 1：4。

呼吸频率和深浅度可随年龄、性别、活动、情绪、意志等因素而改变。一般幼儿呼吸比成人呼吸快，同年龄女性呼吸比男性呼吸稍快，活动和情绪激动时呼吸增快，休息和睡眠时呼吸较慢，意识也能控制呼吸的频率、节律及深浅度。

2. 异常呼吸

（1）频率的改变：成人呼吸超过 24 次 /min，为呼吸增快，多见于高热、缺氧；少于 10 次 /min，为呼吸缓慢，多见于颅内压增高、巴比妥类药物中毒。

（2）节律的改变：常表现为周期性呼吸，即呼吸运动与呼吸暂停呈周期性交替出现，有两种形式：

①潮式呼吸，又称陈－施呼吸。其特点为，呼吸由浅慢逐渐加深加快，达高潮后，又逐渐变浅变慢，然后呼吸暂停约 5 ～ 30 s，之后又重复出现上述呼吸，如此周而复始，犹如潮水涨落，故称潮式呼吸。多见于脑出血、全身衰竭的患者。

②间断呼吸，又称毕奥呼吸。其特点为，在几次有规律的呼吸后，突然呼吸停止约 10 s，然后又开始呼吸，如此反复交替。常见于颅内压增高症或呼吸中枢衰竭的患者。

周期性呼吸发生的机制是由于呼吸中枢兴奋性减弱，血中正常浓度的二氧化碳不能通过化学感受器引起呼吸中枢兴奋，故呼吸逐渐减弱以至暂停。由于呼吸暂停，血中二氧化碳分压增高，至一定程度后，通过化学感受器反射性地兴奋呼吸中枢，引起呼吸。随着呼吸的进行，二氧化碳排出，血中二氧化碳分压降低，呼吸再次减慢以至暂停，从而形成周期性呼吸。此种呼吸提示病情危重，尤其是间断呼吸，常出现在呼吸停止以前。

（3）深浅度的改变：一般情况下，急促的呼吸常表浅，缓慢的呼吸常深大。呼吸浅快见于肋骨骨折、胸腔积液、气胸、肺实变等；呼吸深慢见于代谢性酸中毒，是机体代偿的表现。

（4）呼吸困难：是呼吸的频率、节律、深浅度改变的总称，患者主观上感到胸闷、气不够用，呼吸费力，客观上伴有烦躁、面色和末梢发绀、出冷汗、不能平卧等征象。

①吸气性呼吸困难：其特点为吸气费力，吸气时间延长，可出现"三凹征"（胸骨上窝、锁骨上下窝、肋间隙凹陷），亦可出现鼻翼煽动和一种高音调声响。其发生机制为上呼吸道部分梗阻，气流进入不畅。呼吸肌收缩增强所致。常见于气管内异物或肿瘤，喉头水肿或痉挛。

②呼气性呼吸困难：其特点为呼气费力，呼气时间明显延长，并伴有喘息声。其发生机制为下呼吸道部分梗阻或痉挛，导致气流呼出不畅。常见于哮喘和阻塞性肺气肿。

③混合性呼吸困难：其特点为吸气与呼气均费力，呼吸频率增快。其原因为广泛性肺部病变，使气体交换面积减少，从而影响肺换气功能。常见于肺炎、肺不张、急性肺水肿等。

### （二）测量呼吸的方法

1. 用物

有秒针的表、记录本、笔。

2. 操作方法及注意事项

（1）在测量脉搏后，仍保持测量脉搏的手势，使患者处于不知不觉的自然状态中，用眼观察患者胸部或腹部的起伏，一起一伏为 1 次呼吸，计数 30 s，将所测值乘以 2 并记录。对呼吸不规则的患者和婴儿，应测 1 min。

（2）计数同时，观察呼吸节律、深浅度的改变。

（3）重危患者呼吸气息微弱不易观测时，可用少许棉絮置患者鼻孔前，观察棉絮被吹动的情况并计数 1 min。

（4）将所测得值记录于体温单上的呼吸一栏内，相邻的两次呼吸应上下错开记录，以便于查看。

## 四、血压的观察与测量

血压（blood pressure，BP）是指血液在血管内流动时对壁产生的侧压力，一般指动脉血压，如无特别注明，是指肱动脉血压。

当心脏收缩时，血液射入主动脉，此时动脉压急剧升高达最高值，称为收缩压（Systolic pressure）；当心脏舒张时，动脉管壁弹性回缩，此时动脉压下降至最低值，称为舒张压（dias-tolic pressure）。收缩压与舒张压之差称为脉压（pulse pressure）。血压的单位是千帕（kPa）。

### （一）血压的观察

1. 正常血压

（1）血压的范围：正常成年人在安静时，收缩压为 12.0 ~ 18.7 kPa，舒张压为 8.0 ~ 12.0 kPa，脉压为 4.0 ~ 5.3 kPa。

（2）生理性变化。

①年龄和性别的影响：动脉血压随年龄的增长而增高。40 岁以后，每增加 10 岁，收缩压升高 1.3 kPa。中年以前女性血压比男性的低 1 kPa 左右，中年以后差别较小。

②昼夜和睡眠的影响：一般傍晚高于清晨。过度劳累或睡眠不佳时，血压稍有升高，睡眠与休息后可略有下降。

③环境的影响：寒冷环境中血压可上升，高温环境中血压可略下降。

④不同部位的影响：约有 25% 的人右上肢血压比左上肢的高 1.3 kPa 左右，这是由于右侧肱动脉来自主动脉弓的第 1 大分支无名动脉，而左侧肱动脉来自主脉弓第 3 大分支左锁骨下动脉，在血液运行中能量稍有消耗，压力有所下降，故右上肢血压高于左上肢血压；大多数人下肢血压比上肢血压高 4 kPa 左右，这是由于股动脉的管径大于肱动脉，血流量也较多之缘故。

⑤精神状态的影响：紧张、恐惧、害怕、兴奋及疼痛都可引起收缩压的升高，而舒张压则无变化。

此外，劳动、饮食等均可影响血压值。

2. 异常血压

（1）高血压：根据世界卫生组织的规定，成人收缩压 ≥ 21.3 kPa 和（或）舒张压 ≥ 12.7 kPa 者均为高血压；收缩压为 18.7 ~ 21.3 kPa，舒张压为 12.0 ~ 12.7 kPa 者为临界高血压。

原发性高血压称为高血压病，继发性高血压则继发于其他疾病，如肾脏疾病，主动脉狭窄、嗜铬细胞瘤及妊娠高血压症等。过高的血压增加心脏负担，容易诱发左心功能衰竭，也易发生高血压脑病。

（2）低血压：收缩压低于 10.7 kPa，舒张压低于 6.7 kPa，称为低血压。

各种原因引起的休克可出现血压降低。血压过低可造成身体组织器官缺血缺氧，如不及时发现和处理，就会使身体的重要器官如心、肺、脑、肾脏组织发生变性坏死，甚至脏器功能衰竭，严重者导致死亡。

（3）脉压的变化：脉压增大，常见于主动脉瓣关闭不全、动脉硬化；脉压减小，可见于心包积液。

### （二）血压的测量

1. 血压计

（1）血压计。

动脉血压可用血压计来进行间接的测量，这是根据血液通过狭窄的血管管道形成涡流时发出声响的原理来设计的。

①普通血压计：由输气球、袖带、血压表这三个主要部分组成。成人袖带的宽度为 12 cm，长度为 24 cm，小儿袖带的宽度则应为其上臂的 2/3，故有各种型号。血压表有汞柱式和弹簧表式两种，常用汞柱式。

②电子血压计：在其袖带上有换能器、经过微电脑控制数字处理，在显示板上直接显示收缩压、舒张压和脉搏三个参数，并能自动放气。

2. 测量方法

（1）用物：血压计、听诊器、记录本、笔。

（2）测量部位：上肢肱动脉或下肢腘动脉。

（3）操作方法：检查血压计是否有漏气、水银不足、汞柱裂隙等现象，以免影响测量结果的准确性，并根据患者情况选择测量部位，一般用上肢测量法。

①上肢血压测量法：嘱患者取坐位或卧位，伸出一臂，将衣袖卷至肩部，袖口不可太紧，以免影响血流顺利通过。肘部伸直，手掌向上，手臂与心脏保持同一水平，坐位时肱动脉平第4肋间，仰卧位时肱动脉平腋中线。放平血压计，打开盒盖呈90°垂直位置，开启水银槽开关，将袖带平整缠于患者上臂，松紧度以放入一指为宜，袖带下缘距肘窝2～3 cm。戴上听诊器，在肘窝内侧摸到肱动脉搏动点，将听诊器的胸件置于其上，不能塞在袖带内，用手固定，另一手握气球，关气门，向袖带内充气至肱动脉搏动声消失，再升高4 kPa，然后以每秒钟0.5 kPa的速度慢慢放开气门使汞柱缓慢下降，注视汞柱所示刻度，听到第1搏动声的汞柱刻度为收缩压，此时袖带内压与心室收缩压相等，血液能在心脏收缩时通过被压迫的血管。随后搏动声继续存在，直至袖带内压降至与心室舒张压相等时，搏动声突然变弱或消失，此时汞柱所示刻度为舒张压。测量完毕，排尽袖带内余气，拧紧气门螺旋，解开袖带，整理妥善，放入盒内，气门螺旋卡在固定架上，关闭水银槽开关，平稳放置。

②下肢血压测量法：嘱患者取仰卧稍屈膝位或俯卧位，露出下肢。用袖带（宽度比被测肢体直径宽20%）缠于患者大腿下部，其下缘在腘窝上3～5 cm处，如肢体较粗，可加用宽布带包于袖带外面，缠于肢体上，听诊器胸件置于腘动脉搏动点上。其余测量方法同上肢测量法。

（4）记录：测得的血压值以分式记录在体温单的血压一栏内或指定的表格内，即收缩压/舒张压，可免记计量单位，但下肢血压应注明"下"，以免发生误会。

（5）注意事项

①测量血压前，应使患者安静休息15 min，或者在清晨时测量，以消除疲劳和精神紧张对血压的影响。

②袖带的宽度要符合规定的标准，如使用的袖带太窄，须用较高的空气压力才能阻断动脉血流，使测得的血压值偏高；如果袖带过宽，大段血管受压，增加血流阻力，使搏动在到达袖带下缘之前已消失，测得的血压值偏低。

③袖带缠裹要松紧适度，如果袖带过松，充气时呈球状，不能有效阻断动脉血流，使测得的血压值偏高；如果袖带过紧，可使血管在袖带未充气前已受压，致使测得的血压值偏低。

④为了避免血液重力作用的影响，测量血压时，肱动脉与心脏应处于同一水平。如果肢体位置高于心脏位置，测得的血压值偏低；反之，血压值偏高。

⑤出现血压听不清或异常时，应重新测量。先驱尽袖带内气体，水银柱降至"0"点，稍待片刻，再进行测量，直到测准为止。不可连续反复加压，避免影响血压值和引起患者不适。

⑥为有助于测量的准确性和对照的可比性，对须密切观察血压者，应做到"四定"，即定时间、定部位、定体位、定血压计。

⑦血压计要定期进行检查和维修，防止血压计本身造成误差，如充气时，水银柱不能上升至顶部，即表示水银量不足或漏气，应及时维修。

微信扫码
◆临床科研
◆医学前沿
◆临床资讯
◆临床笔记

# 第二章 常用急救护理技术

## 第一节 心肺复苏术

### 一、概述

心肺复苏（CPR）是心肺复苏技术的简称，是针对心搏、呼吸停止所采取的抢救措施，即用心脏按压或其他方法形成暂时的人工循环并恢复心脏自主搏动和血液循环，用人工呼吸代替自主呼吸并恢复呼吸，达到恢复苏醒和挽救生命的目的。1985 年第 4 届全美复苏会议强调心脏、呼吸骤停患者复苏的成功并非仅指心搏和呼吸的恢复，而必须达到恢复智能和工作能力，故其效果在很大程度上取决于脑和神经系统功能的恢复，从而将 CPR 的全过程称之为心肺脑复苏（CPCR）。

CPCR 的成功与抢救是否及时、复苏方法是否有效、心搏骤停的种类和形式、复苏药物应用是否得当等因素有关，其中循环、呼吸停止至复苏开始的时间、发病至高级生命支持治疗的时间，是 CPCR 能否获得成功的决定因素。

心肺复苏系统包括三个阶段：基础生命支持（BLS）；高级生命支持（AIS）；进一步生命支持（PLS）。每一阶段均包括三个步骤。基础生命支持在《2010 年心肺复苏指南》中将原来遵循的 ABC 原则，即 A（airway）呼吸道通畅；B（breathing）人工呼吸；C（circulation）胸外心脏按压建立人工循环三者顺序进行了调整，改为 CAB 原则。高级生命支持可概括为 DEF 原则，即：D 药物和液体治疗；E 心电图监测；F 室颤治疗。进一步生命支持是指心肺复苏后的进一步治疗，包括 G（Gauging）确认心搏骤停的原因并治疗；H 脑复苏；I 加强监护治疗。为了强调 CPR 时各种抢救措施的实施程序，美国心脏学会（AHA）提出了"生存链"的概念，指出生命支持过程包括：①早期启动紧急医疗服务系统（EMS）；②早期进行心肺复苏，着重于胸外心脏按压；③快速除颤；④有效高级生命支持；⑤综合的后续治疗。这些环节就像锁链一样互相连接，削弱任何一个环节都将导致不良结局。

### 二、适应证和禁忌证

1. 适应证

CPCR 是抢救心搏、呼吸骤停及保护、恢复大脑功能的复苏技术。主要用于复苏后能维持较好的心、肺、脑功能及能较长时间生存的患者。目的是为了防止、救治突然的意外死亡。所以其适应证为各种原因所造成的心搏骤停、呼吸骤停。

2. 禁忌证

由于心肺腑复苏的目的不是延长已无意义的生命，故其禁忌证为已明确心、肺、脑等重要脏器功能衰竭无法逆转的疾病。

## 三、判断标准

（1）意识丧失。

（2）大动脉搏动消失，血压测不出。

（3）心音消失。

（4）自主呼吸停止或呈现叹息样呼吸。

（5）瞳孔散大，对光反射消失。

（6）皮肤发绀或苍白。

（7）心电图呈室颤或直线或心电－机械分离的无效收缩波形。

以上为呼吸心搏骤停的临床表现。可是从抢救指征的角度讲，以上有些表现的出现需要一定的时间，一旦出现表明心脏有效泵血功能的丧失已经持续了一定的时间，这时候再实施心肺复苏术，效果极差。因此，我们不能等待以上指标完全出现再实施心肺复苏术。患者呼吸心搏骤停时，意识的丧失和大动脉搏动的消失是出现最早而且最可靠的指标。因此，临床抢救时以这两项指标作为实施心肺复苏术的指征。

## 四、操作方法

### （一）及早识别并启动应急反应系统

1. 意识判定

在确认现场安全情况下（图2-1），首先拍打或轻摇患者双肩，大声呼叫患者（图2-2）。若患者无回应，即可确诊意识丧失。严禁摇动疑似外伤患者头部，以免损伤颈椎。

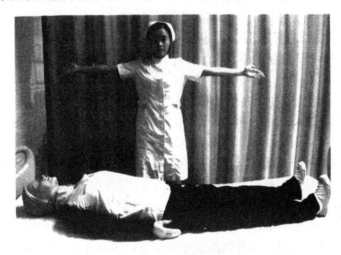

图2-1　确认现场安全

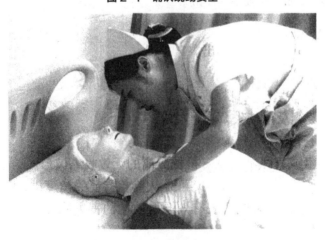

图2-2　呼叫患者

2. 脉搏判定

急救者一手置于患者前额，使头后仰保持气道通畅；另一手检查颈动脉或股动脉有无搏动（图2-3），婴儿可检查肱动脉。

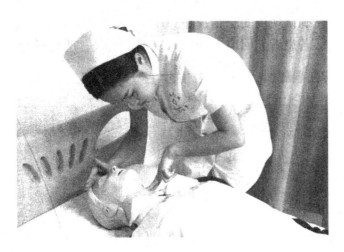

图2-3 检查颈动脉搏动

3. 呼吸判定

急救者在查看患者有无反应和脉搏时，应快速检查呼吸（图2-4），以确定是否有呼吸或呼吸是否正常。如果患者没有呼吸或仅仅是喘息，则施救者应怀疑患者已心搏骤停。

值得注意的是，意识、呼吸和脉搏判定的时间不应超过10 s。

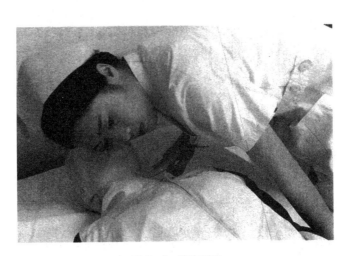

图2-4 检查呼吸

4. 立即呼救

确定心搏骤停后，立即呼叫周围的人来协助抢救或者呼救EMSS（拨打急救电话），同时松解患者衣领、裤带；如有两个救护者在现场，一个人开始CPR，另一个人呼救EMSS请求支援，有条件时可取自动体外除颤器进行除颤；如果发现淹溺者或可能由窒息引起的任何年龄的心搏骤停患者，则应在实施CPR的同时启动EMSS。

（二）胸外心脏按压

胸外心脏按压操作要领：

1. 患者仰卧于硬板床或地上

如为软床，身下应放一木板以保证按压有效，但不要为了找木板而延误抢救时间（图2-5）。

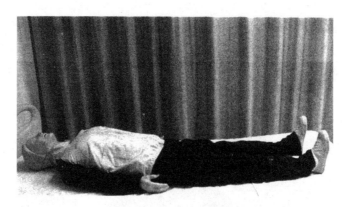

**图 2-5 患者仰卧于硬板床**

**2. 抢救者紧靠患者胸部一侧**

为保证按压时力量垂直作用于胸骨,抢救者可根据患者所处位置的高低采用跪式或用脚凳等不同体位。

**3. 按压部位**

正确的按压部位是胸骨中、下 1/3 交界处,两乳头连线与胸骨相交处(图 2-6)。

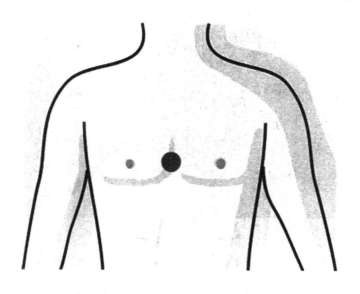

**图 2-6 按压部位(两乳头连线与胸骨相交处)**

**4. 按压方法**

抢救者把一只手手掌放在按压部位上,另一只手重叠压在其背上,十指交叉抬起,避免按压肋骨(图 2-7)。双肘关节伸直,双肩在患者胸骨上方正中,按压时肩、臂和手保持垂直,借助身体之力向下按压(图 2-8)。按压深度为至少 5 cm,但不超过 6 cm,抢救者应避免在按压间隙倚靠在患者胸上,以便每次按压后使胸廓充分回弹。按压频率为 100 ~ 120 次 /min,按压与放松时间为 1 : 1,尽可能减少按压中的停顿。胸外心脏按压必须同时配合人工呼吸,成人单人和双人操作按压与通气比为 30 : 2,连续做 5 个循环。双人急救时,每 2 min 或 5 个 CPR 循环后交换一次按压职责,轮换中断的时间不超过 5 s,以保证按压的质量。

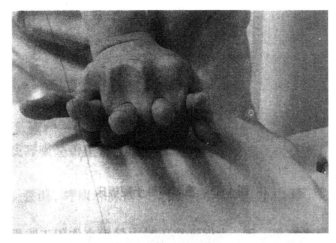

**图 2-7　按压时手姿势**

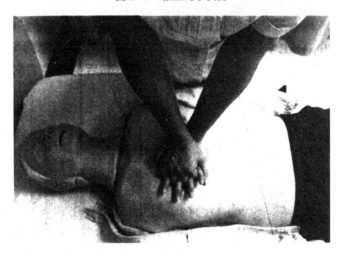

**图 2-8　按压时肩、臂和手保持垂直**

### （三）开放气道

意识丧失者常因舌后坠而导致气道阻塞，所以要使呼吸道畅通，关键是解除舌肌对呼吸道的堵塞。其具体做法是：将患者置于仰卧位，患者头、颈、躯干平卧无扭曲，双手放于躯干两侧。体位摆好后即可按照以下 3 种方法施行徒手开放气道术，使头极度后仰。

1. 仰头抬颏法

抢救者一只手的手掌根部放在伤病员前额处，用力下压使头部后仰，右手的示指与中指并拢放在伤病员下颏骨处，向上抬起下颏（图 2-9）。操作时要注意手指不要压迫患者颈前部颏下软组织以免压迫气管。此法不适合于有可疑颈椎骨折的患者。

微信扫码
◆临床科研
◆医学前沿
◆临床资讯
◆临床笔记

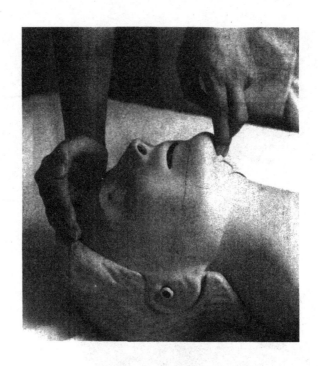

**图 2-9　仰头举颏法**

2. 托颈压额法

抢救者一手抬起患者颈部；另一手小鱼际下压患者前额，使其头后仰，颈部抬起。此方法不适合于有可疑颈椎骨折的患者。

3. 仰头拉颌法

抢救者在伤病员头侧，双肘位于伤病员背部同一水平上，用双手抓住伤病员两侧下颌角，向上牵拉，使下倾向前（图 2-10）。两于拇指可将下唇下推，使口腔打开。由于此法使患者下颌上提，但不会使患者头部后仰和左右转动，因此，对怀疑有头、颈部损伤者，使用此法较安全。

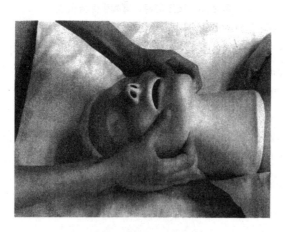

**图 2-10　仰头拉颌法**

**（四）呼吸支持**

如呼吸道畅通，判断患者呼吸停止，应立即做人工呼吸。无论何种人工呼吸（口对口、口对面罩、球囊－面罩、球囊对高级气道）单次吹气时间都应当在 1 s 以上，并保证有足够量的气体进入并使胸廓有明显的提高。

1. 口对口人工呼吸

（1）在保持呼吸道畅通的情况下予 30 次胸外按压后进行 2 次人工呼吸。

（2）抢救者用按于前额一手的拇指和示指，捏闭患者鼻孔（图 2-11）。

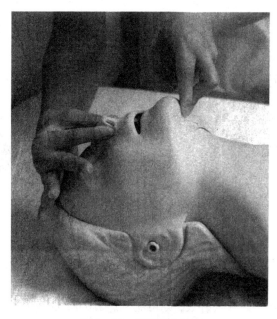

**图 2-11 捏闭患者鼻孔**

（3）抢救者用自己的口封闭患者的口周围，缓慢吹气，以扩张萎陷的肺脏，并检查气道开放效果（图 2-12）。

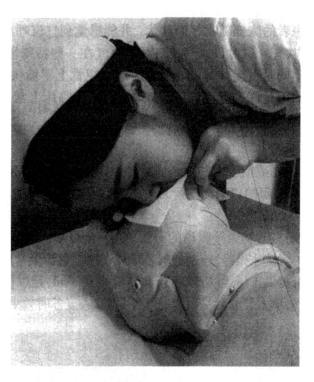

**图 2-12 吹气**

（4）每次吹气时间应持续 1 s，潮气量 500 ～ 600 mL，以达到患者胸部上抬为标准。

（5）一次呼气完毕，应立即与患者口部脱离，轻轻抬起头部，眼视患者胸部，吸入新鲜空气，以便做下一次人工呼吸，同时放松捏患者鼻部的手，以便于患者从鼻孔出气，此时患者胸部向下塌陷，有气流从口鼻呼出（图 2-13）。

如果患者有脉搏，仅做人工吹气即可，成人吹气频率为 10 ～ 12 次 /min，儿童 15 次 /min，婴儿 20 次 /min。

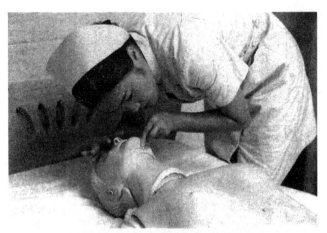

图2-13 松开鼻孔，检查胸廓起伏

2. 口对鼻呼气

当患者有口腔外伤或其他原因致口腔不能打开时，可采用鼻吹气。其操作方法是：首先开放患者气道，头后仰，用手托住患者下颌使其闭住。用口包住患者鼻部，向患者鼻孔内吹气，直到胸部抬起，吹气后将患者口部张开，让气体呼出。如吹气有效，则可见到患者的胸部随吹气而起伏，并能感觉到气流呼出。

3. 口对口辅助器吹气

口对口通气或口对鼻通气在一些特殊情况下使人难以接受，如担心被传染病传染，同时直接口对口通气容易给人视觉上不愉快的感觉。还有的民族因为伦理学上的原因，不允许进行口对口或口对鼻吹气。临床上常用的替代方法有经口咽管或带氧面罩吹气。

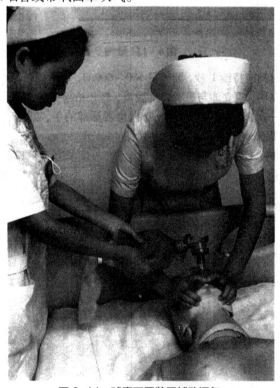

图2-14 球囊面罩装置辅助通气

（五）人工气道的选择

1. 口咽通气管

主要适用于那些由于舌后坠、分泌物、呕吐物、血凝块或其他异物如义齿脱落等机械因素引起的口咽部梗阻，但从病情上判断又不适宜进行气管内插管和气管切开的患者。

2. 喉罩

喉罩是一种新型的畅通呼吸道的方法，其安全可靠，操作简便，不良反应少。

3. 球囊面罩装置（简易呼吸器）辅助通气

球囊面罩是急诊最常用的辅助通气装置，尤其在气管插管前。它可提供正压通气，球囊充气容量约 1 000 mL，足以使肺充分膨胀，但急救中挤压气囊难保不漏气，单人复苏时易出现通气不足，双人复苏时效果较好（图 2-14）。

4. 气管插管

为保证心搏呼吸骤停时患者的心、脑及其他重要器官的氧供，条件具备时，对适合的患者要尽早进行。

（六）电除颤

因心搏骤停患者中，50% 以上的患者表现为室颤，而室颤最有效的治疗方法是电除颤，故目前主张对心搏骤停患者及早进行有效的电除颤。如在心电图监护下发生室颤，原则上应在 30 s 内即行胸外除颤（图 2-15）。若成人在未受监控的情况下发生心搏骤停，或不能立即取得自动体外除颤器时，应该在他人获取以及准备自动体外除颤器的时候开始心肺复苏，并视患者情况，在设备可供使用后尽快尝试进行除颤。

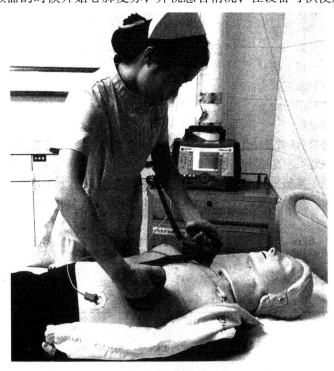

**图 2-15 胸外直流电除颤**

心肺复苏时电除颤主要包括以下 3 种。

1. 胸外直流电除颤

建议成人室颤或无脉性室速使用单相波首次和再电击的能量为 360 J。双相波选择首次成人电击能量对于截断指数波形为 150 ～ 200 J，对于直线双相波形为 120 J，如急救人员不熟悉设备特定能量，建议使用默认能量 200 J。心脏除颤仅做 1 次电击，之后立即行 CPR，每 2 min 检查一次心律。如果 1 次电击未能终止室颤，再次电击意义不大，此时进行胸外按压比再次电击更有价值。1 ～ 8 岁儿童首次电击能量为 2 J/kg，后续电击能量至少为 4 J/kg。如室颤为细颤，应立即静脉注射 0.1% 肾上腺素 1 ～ 2 mL，使细颤变成粗颤，再电击才能奏效。

2. 胸内直流电除颤

在开胸手术或胸内心脏按压时可做胸内直流电除颤，首次电击除颤尽可能采取小能量，以免损伤心肌。成人自 2.5 J 开始逐渐增加至 20 J，小儿自 1.0 J 开始，增加至 10 J 左右。

3. 自动体外除颤器（AED）

在 EMS 非常先进的西方国家，AED 已经得到了普及应用。AED 装置很简单，只有两个胸部电极，能够记录心电图，识别室颤并自动释放 200 ~ 360 J 的电击能量，非常适用于公共场所的急救现场。伴随 AED 的出现，心搏骤停的生存率已经由 30% 上升到了 49%。

成人、儿童及新生儿徒手心肺复苏术的区别（表 2-1）。

**表 2-1　成人、儿童及新生儿徒手心肺复苏术的特点比较**

| | 成人（＞8 岁） | 儿童（1 ~ 8 岁） | 新生儿（<1 岁） |
|---|---|---|---|
| 判断意识 | 拍打双肩，大声呼叫 | 拍打双肩，大声呼叫 | 拍打足底 |
| 呼救时机 | 首先呼救 | 尽早呼救 | 尽早呼救 |
| 评估呼吸 | 看、听、感觉 | 看、听、感觉 | 看、听、感觉 |
| 常用人工呼吸 | 口对口 | 口对口 | 口对口鼻 |
| 人工呼吸频率 | 10 ~ 12 次 /min 以胸廓起伏为标准 | 12 ~ 20 次 /min 以胸廓起伏为标准 | 12 ~ 20 次 /min 以胸廓起伏为标准 |
| 通气量 | 500 ~ 600 mL | 150 ~ 200 mL | 150 ~ 200 mL |
| 评估脉搏 | 颈动脉 | 颈动脉 | 肱动脉或股动脉 |
| 检查循环征象 | 呼吸、咳嗽及动作 | 呼吸、咳嗽及动作 | 呼吸、咳嗽及动作 |
| 按压部位 | 双乳头连线与胸骨交点 | 按压胸骨下 1/2 处 | 双乳头连线下一横指 |
| 按压方式 | 双手掌根重叠 | 双手掌根重叠或单手掌根（图 2-16） | 中指与无名指重叠或双手环抱两拇指按压（图 2-17）、（图 2-18） |
| 按压幅度 | 5 ~ 6 cm | 胸廓前后径 1/3 ~ 1/2 大约 5 cm | 胸廓前后径 1/3 ~ 1/2 大约 4 cm |
| 按压频率 | 100 ~ 120 次 /min | 100 ~ 120 次 /min | 100 ~ 120 次 /min |
| 按压通气比 | 30∶2 | 30∶2 | 30∶2 |

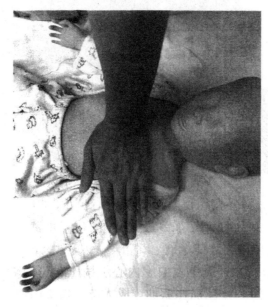

**图 2-16　儿童胸外按压方法**

微信扫码
◆ 临床科研
◆ 医学前沿
◆ 临床资讯
◆ 临床笔记

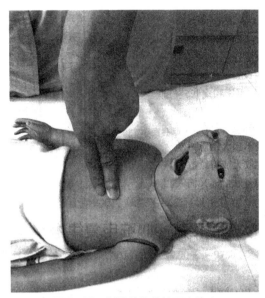

图 2-17　新生儿胸外按压方法 1

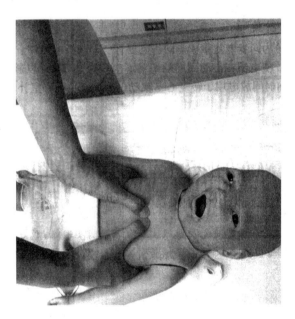

图 2-18　新生儿胸外按压方法 2

## 五、心肺复苏的有效指标及无效指标

1. 心肺复苏的有效指标

（1）触及大动脉搏动。

（2）自主呼吸恢复。

（3）血压维持在 60 mmHg 以上。

（4）面色、口唇、甲床和皮肤转红润。

（5）瞳孔变小，对光反射恢复。

2. 心肺复苏的无效指标

（1）按压时触及不到大动脉搏动。

（2）瞳孔进行性散大或持续散大。

（3）已经出现的有效指标又消失。

# 第二节　气管插管术

## 一、概述

气管插管术是将特制的气管导管通过口腔或鼻腔插入气管内，保持患者的气道通畅，提供机械通气的人工气道，是气管内麻醉、心肺复苏或呼吸治疗的必要技术。

## 二、适应证

（1）呼吸心搏骤停行心肺复苏的患者。

（2）呼吸衰竭、呼吸肌麻痹和呼吸抑制行机械通气的患者。

（3）不能自主清除上呼吸道分泌物、胃内容物反流或出血随时有误吸可能的患者。

（4）存在有上呼吸道损伤、狭窄、阻塞、气管食管瘘等影响正常通气的患者。

（5）为气管内麻醉及气管内给药提供条件。

## 三、禁忌证

无绝对禁忌证，但有喉头急性炎症，由于插管可使炎症扩散，故应谨慎。颈椎骨折非绝对禁忌证，插管时应线性固定颈椎。

## 四、物品准备

1. 喉镜

由镜柄和镜片组成，镜柄通常为长、圆柱形，利于提握。镜片分为直、弯两种类型，成人常用弯型，操作时不要挑起会厌，以减少对迷走神经的刺激，从而减少心搏骤停的发生，婴幼儿或儿童常选用直型。根据年龄或体型，可以分为不同的型号规格。准备时都要查看镜片灯是否完好，电量是否充足。

2. 气管插管导管

根据患者的年龄和体型等选择合适的气管插管导管，一般来说成年男性经口气管插管选择 7 ~ 8 号导管（导管的内径，单位：mm），成年女性经口气管插管选择 6 ~ 7 号导管，小儿气管插管导管的选择可以照如下方法进行：①年龄 /4 + 4 = 插管型号；②小儿的小指末节宽度 = 插管的外径。气管插管导管使用前应检查导管气囊是否完好，并在气管导管远端 1/3 的表面涂上液状石蜡，气管导管末端应位于气管中下段，隆突上 2 ~ 3 cm，可通过胸片或者 CT 判断导管尖端位置。

3. 导丝

起到塑形的目的，利于气管插管，常用金属导丝，长度为前端距气管插管开口 0.5 ~ 1 cm，超出气管插管则容易伤到气道，距离太远则不利于塑型，导丝末端超出气管插管的末端 2 ~ 3 cm，以方便拔出。

4. 其他

球囊面罩、绸质胶布、牙垫（或气管插管固定器）、液状石蜡、吸痰装置、喷雾器（内含局麻药）、镇静药等。

## 五、操作方法

根据插入途径的不同分为经口和经鼻气管插管；根据插管时是否用喉镜暴露声门，又可分为明视插管和盲探插管。下面主要介绍经口明视气管插管的操作方法（图 2-19）。

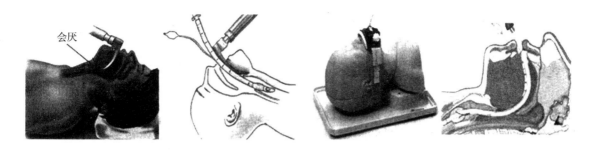

**图 2-19 气管插管术**

（1）患者体位。患者取仰卧位，颈、肩垫高，头部后仰，使口腔、咽部、喉部成一直线，使声门充分暴露。插管前给患者球囊面罩通气，至少 3 min 以上的 100% 纯氧，增加患者的氧储备，以防止插管过程中缺氧的发生。

（2）操作者位于患者头侧，用右手拇指推开患者的下唇和下颌，示指抵住上门齿，使患者的嘴张开。牙关紧闭者可适当使用镇静药物或者肌松剂。

（3）当患者口完全张开时，操作者左手持喉镜，镜片沿患者右侧口角进入口腔，将舌推向左侧，镜片移至口腔正中，扩大视野，此时可见暴露声门的第一个标志：腭垂，然后顺舌背向下置入镜片，镜片进入咽部，此时可见暴露声门的第二个标志：会厌。

（4）暴露会厌后，如用弯型镜片，可继续深入，使镜片前端置于会厌与舌根交界处，然后上提喉镜暴露声门；如用直型镜片，继续深入，使镜片前端达到会厌，上提喉镜暴露声门。上提喉镜时不能以门牙为支点使力，以免使牙齿脱落。如声门暴露不全，可令助手在环状软骨处施加向下的压力，即可充分暴露声门。声门呈白色，透过声门可以看到暗黑色的气管，在声门下方是食管的黏膜，呈鲜红色并关闭（图2-20）。

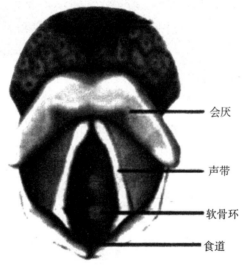

**图 2-20 喉的解剖**

（5）暴露声门后，操作者右手持气管插管，前端对准声门，在患者吸气末顺势插入导管，导管尖端过声门 2 cm 左右令助手拔出导丝，继续将导管插入气管 4 ~ 5 cm，直到气囊完全过声门。一般情况下，男性患者的气管导管插入深度为距离门齿 22 ~ 24 cm，女性为 20 ~ 22 cm。

（6）向导管气囊内注气 5 ~ 10 mL，密闭气道，用球囊给患者通气，观察胸部有无起伏运动，听诊剑突下有无气过水声，排除误插入食管，之后听诊双肺呼吸音是否对称，如呼吸音不对称，则可能为导管插入过深，进入一侧支气管所致，应将导管向后退，调整至呼吸音对称为止。

（7）确定插入气管并检查深度适宜后退出喉镜，使用牙垫或固定器固定导管。

（8）使过伸的颈椎恢复自然体位。

（9）充分吸痰，保持气道通畅，之后给予导管内吸氧或使用机械通气。

## 六、注意事项

（1）插管前给予球囊面罩通气，增加患者的氧储备，以防止插管过程中缺氧的发生。

（2）插管前应选择合适的导管，检查导管的气囊是否完好，充气是否均匀。男性可选用 7 ~ 8 号，女性可用 6 ~ 7 号。

（3）插管时向上拉喉镜手柄，使着力点在镜片前端。切忌以门牙作为支点，以免造成门齿脱落损伤。插管前应选择合适的镜片，查看镜柄内电池电量是否充足，镜片的灯是否明亮。

（4）有条件者可选用可视喉镜进行插管，视野更开阔清晰，同时操作者不需要像使用传统喉镜那样凑近患者口部，减少分泌物喷溅到操作者头面部的风险。

（5）插管应迅速，动作应轻柔，减少缺氧或组织损伤等并发症的发生。

（6）插管成功与否，关键在于良好的暴露声门。遇有颈短、喉结过高、体胖等插管困难患者，可借助于按压喉结、肩垫薄枕或导管弯成"L"形沿会厌的后下盲探插管等法。导管插入后应检查是否插入气管，并检查双肺呼吸音是否对称。注意病情变化，发现气管内有痰液，应及时吸痰。

（7）妥善固定导管，避免牵拉。

（8）气囊注气原则为最小的注气量，保持最好的密闭效果。不提倡定时的放气，但要求常规用气囊压力计监测气囊压力，维持 cuff 压力在 25 ~ 30 cmH$_2$O（图 2-21）。

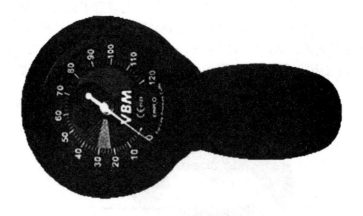

**图 2-21　气囊压力计**

（9）气管插管留置时间不应超过 14 天，以减少插管的相关并发症，超过 14 天病情仍无拔管指征者或者预计短期无法拔管者，应考虑行气管切开。

（10）气管插管后行机械通气 1 h 或者拔管后 1 h 均应检测动脉血气变化。

## 七、困难气管内插管

困难气管内插管是指操作者在基本功扎实、技术娴熟的情况下按标准方法仍无法插入者。

1. 原因

（1）解剖因素：肥胖、颈短、小下颌（下颌骨发育不全，颏部回收以致缩短与喉头的距离）、巨舌、高喉头（甲状软骨上凹与颏中点的水平和垂直距离均很小）都是造成插管困难的解剖因素。其原因是无法消除经咽部轴线所构成的角度，甚至连会厌都无法暴露清楚。

（2）病理因素：常见为颜面、颈部烧伤后瘢痕挛缩畸形致成小口，双胸粘连，强直性脊柱炎，下颌关节强直，颈部肿物压迫气管使之变形或移位等。颌面部外伤的急症患者也往往由于口腔内损伤造成插管困难。

2. 处理方法

（1）经鼻腔盲探插管：经口腔不能显露喉头致插管困难者，可改为经鼻腔盲探插管。如应用特制塑形的专用鼻腔气管内导管可提高成功率。

（2）应用顶端带活叶的喉镜片，当放置会厌下时，可由镜柄处将顶端翘起，易于显露声门。利用附有导向装置的气管导管，可在插入过程中调节导管前端位置，提高插管成功率。

（3）借助纤维喉镜或纤维支气管镜插管：将气管导管套在镜杆外面，然后按内镜操作原则将纤维喉镜或纤维支气管镜的镜杆送入声门，其后再沿镜杆将气管送入气管内（图2-22）。

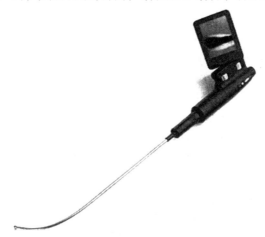

**图 2-22　纤维喉镜或纤维支气管镜**

（4）经环甲膜穿刺置引导线插管法（图2-23）：①经环甲膜穿刺将引导线（导丝或硬膜外导管）逆行经声门插入到口咽部，并将一端夹出；②将气管导管套在引导线外，牵好导线两端，将气管导管沿导线送过声门至气管内，然后拔出引导线（拔出时注意固定好气管导管），再将气管导管向前推进2～3cm即可；③临床上沿导线放置气管导管时很易在会厌部受阻，需反复调节，才能成功。操作时应轻柔，避免组织损伤。

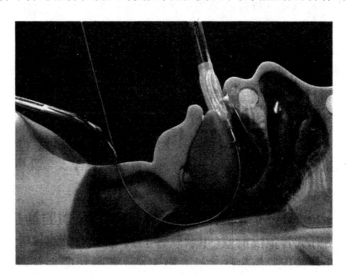

**图 2-23　经环甲膜穿刺置引导线插管法**

（5）应用顶端带光源可塑性导管管芯插管：将管芯插入并越过气管导管，在插管过程中，利用管芯的可塑性和从颈部看到的光点来指导插管方向。

## 八、气管插管术的并发症

1. 机械损伤

发生率较高。多由于插管时操作不当、用力过大，引起口唇至气管各部位的损伤。临床可见门齿松动或脱落，上下唇、舌、牙齿脱落，会厌损伤或血肿、出血，鼻腔、声门、食管损伤、出血或致纵隔气肿、感染。

2. 气道阻塞

由于气管导管打折、气道内分泌物过多未及时清除导致呼吸道梗阻。临床可见患者呼吸困难、血氧饱和度下降，听诊肺部有大量分泌物，严重者窒息，引起心搏呼吸骤停。

3. 气管导管误入食管

是插管过程中最常见的并发症。由于声门暴露不清或不断从呼吸道涌出分泌物、从消化道溢出胃内容物遮盖咽喉部，使操作者看不清声门，致气管导管误入食管。临床可见插管后挤压呼吸囊胸廓无起伏，无气体自导管冲出，少部分未能被及时发现会发生严重脑损伤或者死亡。一旦确定误入食管，必须立即拔管，并迅速吸净口鼻腔分泌物，重新置管。

4. 误吸胃内容物

原因有呼吸道梗阻、胃肠道梗阻、术前饱胃、气体入胃、麻醉药作用、喉防御反射尚未恢复前拔管等。临床可见大量胃内容物涌出，患者出现呛咳，分泌物中有胃内容物，严重者引起肺炎。对于有误吸危险的患者，插管时可取半坐位或头高脚低位，由于重力的关系，可使胃内容物保持在胃内。

5. 喉头、支气管痉挛

在浅麻醉下或不用肌松药的情况下进行气管插管是诱因。临床可见喘鸣及吸气性呼吸困难，婴儿插管时较易发生。

6. 心血管反应

心血管反应是插管诱发全身应激反应。由于呼吸道受到刺激后，大量的神经冲动由心加速神经和交感神经纤维传出，从而引起全身性自主神经反应。临床表现为支气管痉挛、心动过速、血压上升、心动过缓，严重者引起心搏骤停。

7. 插管术后喉炎

由于全身麻醉过浅或导管触及气管隆嵴部等可在气管插入声门和气管期间表现呛咳反应。表现为拔管后声嘶及刺激性咳嗽，严重时发生吸气性呼吸困难及发绀，插管时间越长，喉炎发生率越高。

8. 导管位置过深

由于导管位置过深插入右支气管，临床表现为双腔通气时仅有一侧存在呼吸音及胸廓运动。

# 第三节　气管切开术

## 一、概述

气管切开术（tracheotomy）是建立人工气道的一种办法，其目的是解除呼吸道梗阻，保持气道通畅。系切开气管颈段前壁（甲状软骨上），放入金属或一次性气管套管，从而解除窒息。气管切开术是用以解除喉源性呼吸困难、呼吸功能失常或下呼吸道分泌物潴留所致呼吸困难的一种常见急救手术（图2-24）。

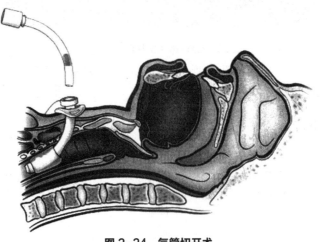

**图2-24　气管切开术**

## 二、适应证

（1）喉阻塞。

（2）下呼吸道分泌物滞留。

（3）预防性气管切开。

（4）取气管异物。

（5）颈部外伤伴有咽喉或气管损伤者。

（6）气管插管反复失败。

（7）需要长时间进行机械通气。

## 三、禁忌证

严重出血倾向患者及下呼吸道占位病变导致呼吸道梗阻者。

## 四、物品准备

1. 常规器械

内含气管切开套管 1 套，弯盘 1 个，药杯 1 个，3 号刀柄 2 个，尖刀片和圆刀片各 1 个，气管钩 2 个，有齿镊 2 把，无齿镊 1 把，蚊式钳 4 把，尖头、弯头手术剪各 1 把，拉钩大、小各 2 个，持针钳 1 把，三角缝针 2 根，洞巾 1 块，缝线 2 卷，纱布 6 块，5 mL 注射器 1 个，6、7 号针头各 1 个。

2. 专用经皮气管切开包

内含手术刀片 1 个、带外套管的穿刺针 1 个、导引钢丝 1 根、扩张子 1 个、专用扩张钳 1 把、气管切开套管 1 个、5 mL 注射器 1 个等。

3. 局麻药品若干

如 2% 利多卡因、1% 普鲁卡因等。

4. 其他

无菌手套、艾里克消毒液、吸痰装置、瓶装 0.9% 氯化钠溶液、鹅颈灯等。

## 五、操作方法

1. 操作方法一

传统气管切开术。

（1）体位：患者取仰卧位，肩背部垫高，患者头后仰，使下颌、喉结、胸骨切迹在同一直线上，以充分暴露气管。不能取仰卧的患者也可取半坐卧位，头向后仰。

（2）颈部切开处用艾里克消毒液消毒，范围大于洞巾口 10 cm 以上，铺洞巾。

（3）局部麻醉：用 2% 利多卡因或 1% 普鲁卡因于颈前皮下做局部浸润麻醉，上至甲状软骨，下至颈静脉切迹。昏迷的患者酌情不使用局麻药物。

（4）操作者用左手拇指和中指固定环状软骨，示指置于环状软骨上方，右手持刀在颈前正中自环状软骨至胸骨上窝上 1 ～ 1.5 cm 处，划一 3 ～ 5 cm 长的切口。分离皮下组织，再沿中线切开浅筋膜，分离舌骨下肌群，即可见甲状腺覆盖在气管前壁，将甲状腺峡部向上推开，暴露气管。

（5）暴露气管后进行确认：气管触之有弹性及凹凸感，可用抽有一半 0.9% 氯化钠溶液的注射器穿刺气管，看有无气泡抽出从而进行判断。

（6）在第 2 ～第 4 软骨环做切开。

（7）选择合适的气切套管置入气管，充气囊，吸尽气道内的分泌物及切口周边的血液。

（8）固定气切套管，松紧以可伸入一指为宜。

（9）切口处以开口纱布保护。

2. 操作方法二

经皮气管切开术（图2-25）。

（1）体位、消毒、麻醉、切开部位同普通气管切开术。

（2）暴露气管后进行确认：气管触之有弹性及凹凸感，可抽抽有一半0.9%氯化钠溶液的注射器针头垂直刺入气管，出现落空感后回抽注射器，观察有无气体抽出。确认针头在气管内，取下注射器，将导丝从刺针置入。

（3）固定好导丝，将穿刺针取出，先后予扩张子、气管扩张钳扩开气管切口，气管扩开时可闻及漏气声。

（4）固定好导丝，将气管扩张钳取出，在导丝引导下将气切套管置入气管，后拔除导丝，充气囊，吸尽气道内的分泌物及切口周边的血液。

（5）固定气切套管，松紧以可伸入一指为宜。

（6）切口处以开口纱布保护。

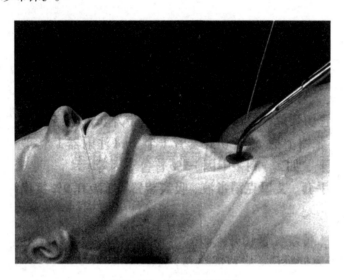

图 2-25　经皮气管切开术

# 六、注意事项

（1）注意防止损伤双侧颈部血管及甲状腺而致大出血，切开气管时应避免用力过猛而损伤气管后壁。

（2）应同时切开气管及气管前筋膜，两者不可分离以免引起纵隔气肿。

（3）一般以第3、第4气管软骨环为中心，不得高于第2或低于第5气管软骨环。严禁切断或损伤第1软骨及环状软骨，以免导致喉狭窄。

（4）加强术后护理，套管口覆盖1～2层无菌湿纱布，以保持下呼吸道湿润，经常吸痰，并注意无菌操作。

（5）注意湿化，以防止气管黏膜炎症及分泌物过于黏稠。

（6）一周内气切窦道未稳固，注意防止导管脱出，应做明确标志，对工作人员培训导管脱出应急预案。

（7）根据气管导管材质决定更换导管时长。

（8）引起呼吸困难原因去除后，可准备拔管，先可试行塞管，将气囊放气后用塞子先后予半堵、全堵套管各24 h，若患者无呼吸困难，并可经口排出气道分泌物，则可拔管。若此法下因阻力过大出现呼吸困难者，可将气管导管更换为小号金属导管，再进行堵管、拔管。创口用蝶形胶布封闭，不必缝合。拔管后若又出现气促，应立即重新插入气管套管。

## 七、手术并发症

1. 出血

多与手术中止血不利有关，造成出血，导致窒息。

2. 皮下气肿、纵隔气肿、气胸

皮下气肿多不用处理。

气胸可在多量不易吸收时做闭式引流术。轻度纵隔气肿不做处理，重者可行减压术。

3. 感染

及时吸痰，注意切口消毒，给予足量抗生素。

4. 气管食管瘘

术中伤及气管后壁、食管壁，感染后形成瘘管。套管位置不合适也可导致气管食管瘘。

5. 拔管困难

术中损伤了环状软骨，造成狭窄以致拔管困难。气管前壁损伤塌陷，气管狭窄也可导致拔管困难，可行扩张或修补、成形等手术。

# 第四节　洗胃术

洗胃术是指通过胃管向胃腔内重复注入液体与胃内容物混合后再吸出的方法，以达到冲洗胃腔、清除胃腔内未被吸收的内容物和（或）经胃黏膜重新分泌人胃腔的毒物及药物。口服中毒后应尽早进行洗胃，争取在 1 h 内进行，而传统认为要在服毒后 6 h 内洗胃。对于超过上述时限的中毒，目前认为洗胃术的作用并不明确，还存在争议。

## 一、适应证

（1）口服毒物中毒者，用于清除胃内未被吸收的毒物，可利用不同灌洗液进行中和解毒。

（2）治疗完全性或不完全性幽门梗阻患者。

（3）治疗急（慢）性胃扩张患者。

（4）手术或某些检查前的准备。

## 二、禁忌证

（1）口服腐蚀性毒物（强酸、强碱等）急性中毒。

（2）肝硬化伴有胃食管静脉曲张。

（3）食管或贲门狭窄或梗阻。

（4）高度怀疑存在胃穿孔。

（5）心肺复苏仍在进行中。

（6）存在意识障碍等气道不安全的因素，没有建立有效的气道保护。

（7）严重的心肺基础疾病、主动脉瘤患者要慎重。

## 三、操作步骤

1. 准备

包括胃管（成人 22 ~ 24#）（图 2-26）、手套、纱布、液状石蜡、负压吸引器、压舌板、牙垫、开口器、治疗巾、检验标本容器、注射器、听诊器、洗胃机及气管插管设施等。

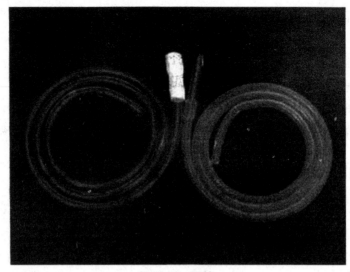

图2-26　胃管

2. 洗胃溶液选择

最常用普通温开水（37～40℃），适宜于所有毒物不明时的紧急洗胃或无特异拮抗药的毒物中毒洗胃。2% 碳酸氢钠液常用于有机磷农药等中毒，但应注意不宜用于美曲膦酯、水杨酸盐和强酸类中毒；1：5 000 高锰酸钾溶液对生物碱、毒蕈碱类有氧化解毒作用，但禁用于对硫磷中毒者洗胃，故洗胃液的选择应根据不同的毒物考虑，唯有普通温开水应用最广泛。

3. 评估患者意识

如意识不清给予气管插管保护气道后再插胃管。一般患者左侧卧位或平卧位、头偏向一侧。

4. 插胃管前评估

估测置管的深度，将涂好润滑油的胃管经口腔或鼻腔将胃管缓慢送入胃内，入食管45～55 cm 即到胃腔，先抽尽胃内容物，必要时留标本送检验。

5. 放好胃管后

根据回抽是否有胃内容物；听诊器在剑突下听诊是否有气体注入胃内的声音来确认胃管的位置，必要时行腹部 X 线摄片确认位置。

6. 确认导管入

胃内后即可用注射器注入洗胃液，每次300～500 mL，如此反复进行，直至毒物洗净。一般洗胃液量多需在5 000 mL，甚至10 000 mL。

7. 采用电动洗胃机

连接好胃管，将洗胃机上的药液管一端放入溶液桶内液面以下，出水管的一端放入污水桶内。调节好液量大小，一般为300～500 mL，接通电源后按"手吸"键，吸出胃内容物，再按"自动"键，机器开始对胃进行自动冲洗。待冲洗干净后，按"停机"键。

8. 洗胃结束

可以通过胃管注入吸附剂和导泻剂，然后反折胃管迅速拔出，以防管内液体误入气管。

# 第三章
## 常见急症的护理

### 第一节 高热

#### 一、概述

正常人的体温受体温调节中枢所调控，通过神经、体液因素使产热和散热处于动态平衡，保持体温相对稳定。在病理情况下，当散热表现为绝对或相对不足时，热在体内积蓄，体温便增高。一般而言，当腋下、口腔或直肠内温度分别超过37℃、37.3℃和37.6℃，并且24 h内温度差波动在1℃以上，可称为发热。按发热的高低可分为：①低热：37.3 ~ 38℃；②中度发热：38.1 ~ 39℃；③高热：39.1 ~ 41℃；④超高热：41℃以上。

机体发热是机体对致病因素的全身性防御反应过程，发热病因主要有：①感染性发热：包括细菌、真菌、病毒、立克次体、衣原体、支原体、螺旋体、原虫、蠕虫等感染；②非感染性发热：包括结缔组织疾病、变态反应性疾病、过敏性疾病、恶性肿瘤、中枢神经性发热、创伤、烧伤、手术后吸收热、内分泌和代谢性疾病、散热障碍以及其他不明原因的发热。

#### 二、临床表现

1. 病史

（1）起病缓急情况，有无诱因，热前有无寒战：一般而言，急性感染性疾病起病较急骤，常有受凉、疲劳、外伤感染、进不洁食物史。若发病前有明显寒战者多属于化脓性细菌感染或疟疾，而一般非感染性疾病以及结核、伤寒、副伤寒、立克次体和病毒感染多无寒战。

（2）对怀疑是传染病或流行病者需询问流行病史、传染病接触史及预防接种史，同时注意发病季节，如夏季常流行乙型脑炎、中毒性菌痢、疟疾，冬季呼吸道感染多见。

2. 热型

（1）稽留热：体温持续于39 ~ 40℃达数日或数周之久，24 h体温波动 < 1℃。这类热型的疾病有伤寒、斑疹伤寒、钩端螺旋体病、粟粒性肺结核及肺炎双球菌性肺炎。

（2）弛张热：体温持续升高，24 h波动达2℃或更多，常见于风湿热、败血症、脓毒血症、亚急性感染性心内膜炎、恶性组织细胞病、重症肺结核等。

（3）间歇热：体温骤升达高峰，持续数小时后骤降至正常。经过1天或数天后又骤然升高，高热与无热如此交替出现，如疟疾、肾盂肾炎。

（4）回归热：体温骤升达39℃或以上，持续数天后又骤降至正常，数天后又骤升，持续数天后又骤降，见于回归热、淋巴瘤、周期热等。

（5）不规则热：发热持续时间不定，变化无规律，见于结核病、风湿热、流行性感冒、支气管肺炎、癌性发热等。

3. 体征及伴随症状

（1）发热伴寒战：病程中只有一次寒战，见于肺炎球菌肺炎；病程中反复于发热前出现寒战，见于疟疾、败血症、急性胆囊炎、钩端螺旋体病及恶性淋巴瘤。

（2）发热伴结膜充血：常见于麻疹、咽结膜热、肾综合征出血热、钩端螺旋体病、斑疹伤寒。

（3）发热伴皮疹：玫瑰疹见于伤寒；斑丘疹常见于药疹、斑疹伤寒、亚急性败血症、红斑狼疮；荨麻疹常见于葡萄球菌败血症、药疹等；单纯疱疹常见于感冒、大叶性肺炎、间日疟、流脑等。

（4）发热伴出血现象：见于肾综合征出血热、败血症、重症肝炎、急性、亚急性心内膜炎、斑疹伤寒、急性白血病及急性再生障碍性贫血等。

（5）发热伴肝脾肿大：见于传染性单核细胞增多症、病毒性肝炎、疟疾、胆道感染、风湿热、黑热病、急性血吸虫病、白血病、淋巴瘤。

（6）发热伴淋巴结肿大：见于淋巴结结核、局灶性化脓性感染、传染性单核细胞增多症、白血病、淋巴瘤，转移癌等。

（7）发热伴关节肿痛：见于败血症、风湿热、类风湿关节炎、结核病、系统性红斑狼疮等。

（8）发热伴有神经系统症状：发病有脑膜刺激征，发生于发热之后，见于各种脑炎、脑膜炎、中暑、斑疹伤寒、脑型疟疾、中毒型菌痢等。神经症状如发生于发热之前，则考虑脑出血、蛛网膜下隙出血及某些药物中毒。

（9）发热伴胸痛、咳嗽、气急、咯血、咳痰：往往考虑胸膜炎症。

（10）发热伴肾区叩痛及尿频、脓尿、血尿：表示泌尿系统感染、肾结核等。

（11）发热伴腹痛：根据疼痛部位考虑急性胃炎、急性胆囊炎、急性阑尾炎等。

（12）发热伴肌肉痛：见于多发性肌炎、皮肌炎、军团菌病、钩端螺旋体病等。

（13）发热伴黄疸：常见于病毒性肝炎、恶性组织细胞病、胆囊炎、化脓性胆管炎、钩端螺旋体病、败血症和其他严重感染、急性溶血等。

4. 辅助检查

（1）血常规：严重的细菌感染白细胞分类计数显著增多，有时出现类白血病样反应，同时出现核左移及细胞变性等中毒性改变；伤寒、副伤寒及病毒感染早期，白细胞数减少或正常；单核细胞增多可能为慢性炎症（如结核病等）；严重淋巴细胞减少提示免疫缺陷或恶性肿瘤；急性传染病早期嗜酸性粒细胞显著减少或消失；寄生虫或变态反应性疾病中嗜酸性粒细胞显著增多。感染引起的长期发热可引起不同程度的贫血，血红蛋白降低。

（2）尿常规：各种原因引起的发热，尿液中均可查到蛋白；如果蛋白尿显著，并伴有血尿、脓尿则考虑尿路感染。系统性红斑狼疮及肾肿瘤也可见血尿及蛋白尿。

（3）大便常规：有腹泻者应做此检查，显微镜下若能见到相关寄生虫卵或找到阿米巴，则有确诊价值。若粪便中有白细胞有助于对肠炎、痢疾的诊断，粪便内有巨噬细胞常提示是急性菌痢。

（4）血沉、血免疫学项目：如风湿三项、抗核抗体谱、抗中性粒细胞胞质抗体（AN-CA）等检查对结缔组织病诊断有价值；肿瘤标志物检查对肿瘤诊断有一定价值。

（5）细菌学检查：长期高热者常规进行血培养，可诊断伤寒、败血症、感染性心内膜炎等感染性疾病。也可对患者的痰、尿、脓液、胆汁进行培养，包括细菌培养、厌氧菌培养及真菌培养，以便找出相应的病原体。

（6）血清学检查：肥达反应、外－裴反应、康瓦反应、螺旋体凝集溶解试验及抗"O"检查，用来确诊伤寒、斑疹伤寒、梅毒、钩端螺旋体病及风湿等（一般取急性期和恢复期双份血清标本，血清抗体效价呈4倍以上增长有诊断价值）。

（7）选择检查：①X线检查：对长期发热者常规进行X线透视检查，必要时拍胸片，以排除粟粒性结核与肿瘤；②选择性对肝脓肿、胆囊积液或积脓、肾盂积水、心包积液、肿瘤等进行B型超声检查；③CT扫描及核区学检查；④静脉肾盂造影，胆道造影；⑤骨髓和体腔穿刺。

# 三、治疗

处理发热的关键是针对病因治疗，低热和中度发热一般可不做特殊处理，高热在找出病因之前，暂时可按如下方法处理。

1. 物理降温

对高热患者可用温水擦浴及冷敷颈、腋下及腹股沟等处。也可用 40% 乙醇擦浴上述部位，但体温不可降得太低，一般控制在 37～38℃为宜。

2. 补液

高热患者应卧床休息，给予易消化的食物如稀粥、糖水、豆浆等，适当补充 B 族维生素及维生素 C，鼓励患者多饮温水，以便补充出汗损失的水分，加速排出有害物质。

3. 药物降温

可适当服用布洛芬、对乙酰氨基酚等，防止出汗过多而致虚脱。如高热引起的头痛，烦躁不安者可适当使用镇静药如苯巴比妥或异丙嗪等。

4. 针刺辅助降温

针刺曲池、合谷，电刺少商或中冲穴。

5. 高热合并抽搐、休克或心功能不全、谵妄、昏迷及高温中暑

应迅速降温，并按相应原则处理。

# 第二节　眩晕

## 一、概述

眩晕是一种运动性或位置性错觉，造成人与周围环境空间关系在大脑皮质中反应失真，产生旋转、倾倒及起伏等感觉。眩晕与头晕不同，后者表现为头重脚轻、步态不稳等。临床上按眩晕的性质分为真性眩晕和假性眩晕，存在自身或对外界环境空间位置的错觉为真性眩晕，而仅有一般的晕动感并无对自身或外界环境空间位置错觉称假性眩晕。按病变的解剖部位可将眩晕分为系统性眩晕和非系统性眩晕，前者由前庭神经系统病变引起，后者由前庭系统以外病变引起。

## 二、临床表现

眩晕是一种症状，而不是一个诊断，指自身或环境的旋转、摆动感，是一种运动幻觉，是机体对空间关系的定向感觉障碍或平衡感觉障碍。眩晕的发生是由于平衡三联损害，主要因为前庭系统的不对称所导致的，归因于前庭神经、迷路功能障碍或脑干的前庭中枢结构损害。

### （一）分类和临床特征

每种眩晕都有其独特的临床特征，也有其相互重叠的地方，现将其分类和临床特征归纳如下。

1. 系统性眩晕

（1）前庭末梢性眩晕：外周性眩晕占眩晕中的 80%，其中以良性阵发性位置性眩晕、前庭神经炎、梅尼埃病多见，亨特综合征、淋巴周围瘘、Dandy 综合征、前半规管裂综合征等较少见，可以按照有无耳蜗症状进行分类。

①良性阵发性位置性眩晕（benign paroxysmal positional vertigo，BPPV）：指某一特定头位诱发的短暂的旋转感，持续时间通常为数秒，很少超过 1 min，伴恶心、呕吐。BPPV 是到目前为止最常见的眩晕。据报道每 10 万人中有 10.7～64.0 例 BPPV 患者，终身患病率为 2.4%。其发病率在老年人及女性中更高，有自然缓解和频繁复发的特点，每年的复发率约为 15%。除了年龄或性别外，BPPV 还与骨质疏松症及血清维生素 D 水平下降相关，正常情况下，耳石脱落和吸收保持着动态平衡。其基本病理生理过程是由于外伤、炎性反应、钙代谢疾病、长期平卧位、内耳供血不足导致椭圆囊中的耳石离开原来位置而进入某

个半规管，当头部位置从静态发生动态变化时，由于重力作用使耳石碎片在半规管内发生位移时刺激毛细胞导致的一种旋转性错觉，可分为嵴帽结石和管结石，后半规管耳石占所有病例的60%～90%。Dix-Hallpike 和 Roll-test 试验是诊断的金标准。

②前庭神经炎（vestibular neuritis，VN）：临床特征表现为迅速出现严重持续的眩晕、恶心、呕吐、步态不稳，不伴耳聋和耳鸣。通常在刚苏醒的时候发作，常有上呼吸道感染史，严重眩晕和伴随症状可在数日内减轻。检查可见自发眼震，一侧前庭损害，水平半规管温度刺激反应减弱或消失。当这种综合征出现单侧听力丧失，可能是迷路炎。然而，小脑出血或梗死的临床特征可能类似VN，需要做相关影像检查排除这种可能性。

③梅尼埃病（meniere disease. MD）：是特发性内耳疾病，病理改变为膜迷路积水。临床表现为反复发作性眩晕，波动性感音神经聋，伴耳鸣、耳闷胀感。MD是一个动态变化的进行性内耳疾病，由于其病程发展和临床特征的复杂性，评估其内耳及前庭功能的各项客观检查亦表现出同样的复杂性。需行纯音测听、耳蜗电图、甘油试验、冷热水试验明确诊断。

④良性复发性眩晕（benign recurrent vertigo，BRV）：多于成年期发病，主要表现为反复出现眩晕发作，起病突然无预兆，多在清晨觉醒时，眩晕程度严重，伴随明显的恶心、呕吐和面色苍白，可有眼震。BRV与偏头痛或前庭性偏头痛、梅尼埃病有密切联系，但其中的机制仍不明确。支持的标准：①发作期伴恶心、呕吐或共济失调；②发作期可见眼球震颤；③有偏头痛或偏头痛的家族史；④听力正常或由其他原因导致的对称性的听力丧失；⑤典型的偏头痛触发因素。对BRV的长期随访非常重要，但相关的研究极少。一项研究报道对98例BRV患者进行平均63个月的长期随访，结果显示82%的患者症状缓解，但分别有4例和2例患者演变为梅尼埃病或偏头痛。

⑤迷路震荡：内耳受到暴力冲击或强烈的振动波冲击所致，颅脑闭合性损伤中约有1/4患者可致迷路震荡。当发生颞骨横断性骨折时直接损伤耳蜗或前庭结构，导致眩晕、恶心、呕吐等症状，在数天到数月内好转。在头部创伤后的几周到数月出现良性阵发性位置性眩晕、迟发性膜迷路积水等后遗症。

（2）前庭中枢性眩晕：多为颅内病变所致，呈渐近性和持续性，发作时间较长，常见的有前庭性偏头痛，可按血管性和非血管性进行分类。

①前庭性偏头痛（vestibular migraine，VM）：是一种具有多种前庭症状的偏头痛，替代术语包括偏头痛相关性眩晕、偏头痛相关性前庭病、基底动脉型偏头痛、良性复发性眩晕、儿童良性阵发性眩晕。眩晕以自发性旋转和位置性眩晕多见，也可表现为对运动的不耐受性，持续时间在5 min至72 h，头痛与眩晕可同时发生，也可独立发生。

②后循环缺血（posterior circulation ischemia，PCI）：是指后循环的短暂性脑缺血发作（TIA）和后循环的脑梗死，可能有动脉粥样硬化斑块形成，存在心脑血管疾病的危险因素；导致后循环缺血的疾病包括延髓背外侧综合征、小脑梗死或出血、锁骨下动脉盗血综合征、基底动脉尖综合征等；具体的临床表现有头晕或眩晕、肢体麻木无力、复视、构音障碍、跌倒发作、共济失调等。当然有的PCI开始仅表现为眩晕，而无其他症候，有时磁共振检查（含弥散像）都未发现梗死表现，但很快发生脑干梗死，甚至累及呼吸，并伴意识障碍，这种以孤立性眩晕为唯一表现的PCI是极少见的。虽然头晕和眩晕是PCI常见的症状，但头晕和眩晕的常见病因并不是PCI。

③癫痫性眩晕：是由前庭系统皮质中枢神经元的异常放电所导致的短暂、突发及反复发生的自身或周围景象的旋转、飘动、倾斜及空间坠落感等错觉，通常迅速恢复，持续数秒或数十秒，且常反复频繁发生，发作与姿势改变无关。临床上"单纯眩晕"作为癫痫临床表现实属罕见。

④颈源性眩晕：是颈部各种病变引起的眩晕综合征，系因椎体骨质增生导致横突孔狭窄，进而压迫椎动脉，或是由于刺激交感神经导致椎动脉一过性痉挛所致。众多患者认为，其头晕与颈椎病相关，但椎动脉颅外段严重狭窄和闭塞时，可通过甲状颈干或颈动脉－枕动脉给颅内椎动脉供血。因此，只要侧支代偿良好，可完全无症状，故颈源性眩晕并不是眩晕的主要原因，国外越来越少提及。

⑤前庭阵发症（vestibular paroxysmia，VP）：是一种临床上相对少见的血管性眩晕，主要表现为反复发作的短暂性眩晕，具有刻板性，常在安静时发作，也可由某些动作诱发。最常见的伴随症状为姿势或

步态不稳，其他伴随症状有恶心或呕吐、单侧耳鸣、单侧耳胀或耳周麻木感等。VP 的发病与血管压迫前庭蜗神经有关，其责任血管多为小脑前下动脉，小脑后下动脉、椎动脉、基底动脉和颞骨岩静脉少见，亦有椎基底动脉扩张症致病的报道。压迫类型多以责任血管压迫前庭蜗神经局部或形成血管襻环绕神经产生压迫。近年来，随着磁共振成像技术及神经电生理技术的进步，可以为该病的诊断提供重要的客观依据。

⑥多发性硬化：据估计眩晕发生在 20% 的多发性硬化患者，此种眩晕是脑干和小脑内的髓鞘脱失区损害了前庭核及与前庭有联系的结构所致。该综合征类似于前庭神经炎的急性外周持续性眩晕，伴恶心呕吐；40% ~ 70% 患者有眼震，形式多变。

⑦颅颈结合部畸形：由于颅后窝颅底的骨性畸形压迫脑干的下部及颈髓的上部而出现眩晕、步态不稳、进行性听力下降、耳鸣及其他神经系统症状，查体可见下跳型白发眼震、共济失调。

⑧发作性共济失调 2 型（EA-2）：是常染色体隐性遗传性共济失调，位于 19 号染色体上大脑特定的 P/Q 型钙通道发生基因突变所致。临床表现为青少年时期开始发病，出现严重的眩晕、恶心、呕吐，共济失调，症状可持续数小时到数天。凝视诱发眼震、跳动或向下的眼震在发作期或发作间期均可出现。

（3）其他眩晕

①听神经瘤：由于听神经肿瘤生长缓慢，前庭系统细微的不平衡已被中枢神经系统代偿，患者通常未经历显著的眩晕。不平衡或模糊的摇摆或倾斜的感觉可能是唯一的前庭损伤表现。单方面的听力丧失或耳鸣更可能使患者就医。

②药物性眩晕：使用或接触药物后导致前庭损害从而引起的眩晕，如几种氨基糖苷类制剂，特别是庆大霉素，有选择地损害前庭，导致前庭末梢损伤而不影响听力，推测这可能与损害内耳的毛细胞相关。

2. 非系统性眩晕

病因众多，与多因素相关，绝非只限于神经科或耳科疾病，主要包括：①心血管系统疾病：高血压、低血压、心律不齐、心力衰竭；②血液系统疾病：贫血及红细胞增多症；③内分泌代谢疾病：糖尿病、低血糖、尿毒症；④眼部疾病：眼外肌麻痹、屈光不正、先天性视力障碍；⑤鼻部疾病：鼻窦炎；⑥头部外伤后综合征、中毒、感染、重症肌无力、药物不良反应、慢性主观性头晕等。这些头晕并非前庭系统本身受累，可通过发作时间以及发作频率等予以区分。

（二）眩晕的鉴别诊断

眩晕相关疾病的鉴别：①根据眩晕持续时间诊断：持续数秒者考虑为 BPPV；持续数分钟至数小时者考虑为梅尼埃病、TIA 或偏头痛相关眩晕；持续数小时至数天者考虑为前庭神经炎或中枢性病变；持续数周到数个月者考虑为精神心理性；②根据眩晕发作频度诊断：单次严重眩晕应考虑前庭神经元炎或血管病；反复发作性眩晕应考虑梅尼埃病或偏头痛；伴有其他神经系统表现的反复发作眩晕应考虑为后循环缺血；③根据眩晕的发作特点相鉴别：阵发性位置性的眩晕应考虑 BPPV、颈源性眩晕；阵发性非位置性的眩晕应考虑梅尼埃病、前庭性偏头痛、前庭神经炎；非阵发性非位置性的眩晕应考虑迷路炎、听神经瘤、脑梗死和脑出血；④根据前庭综合征分类：位置性前庭综合征（PVS）、急性前庭综合征（AVS）、发作性前庭综合征（EVS）、慢性前庭综合征（CVS）。

## 三、治疗

1. 对症治疗

（1）药物治疗：治疗药物分为中药以及西药。在中药治疗方面，应用天麻钩藤饮治疗高血压性的眩晕，有降低患者血压的作用，同时可以降低患者血脂，改善患者的眩晕症状。应用加味二陈汤结合复方血栓通胶囊治疗眩晕症患者，其中治愈率 81%，表明加味二陈汤结合复方血栓通胶囊对眩晕症患者具有良好的治疗效果。泽泻汤可以调节血脂代谢，改善眩晕模型的眼震症状，其中 1：1（泽泻 35 g，白术 35 g）配比能获得优于其他配比组和氟桂利嗪组的疗效。中医学博大精深，对眩晕症治疗，我们需要辨证分析，四诊合参，方可达到满意的治疗效果。在西药方面，包括氟桂利嗪、倍他司汀等药物对眩晕症的治疗均有良好的治疗效果。在对比分析氟桂利嗪与倍他司汀治疗眩晕症患者的研究中得出结论：氟桂利嗪对眩晕症患者具有良好的临床治疗效果。

（2）高压氧治疗：能有效提高血氧分压，迅速有效地纠正颈椎组织缺血、缺氧状况，改善病变部位微循环，有效治疗眩晕型颈椎病。

2. 针对病因的治疗

目前临床上引起眩晕症的疾病比较多，临床治疗疾病需要遵循急则治其标，治病求本的原则。我们需针对眩晕症的病因进行相关的治疗。应用盐酸倍他司汀氯化钠注射液，口服山莨菪碱、氢氯噻嗪，同时配合针灸治疗，取得良好的临床治疗效果。运用显微手术切除听神经瘤，手术切除效果满意，随着听神经瘤的切除，患者眩晕症状消失。对于高血压或者是低血压引起的眩晕症患者，通过调整血压后，患者的眩晕症状均会消失；对于贫血患者，通过补充血容量，患者的生理功能得到恢复，眩晕症状也会消失。总之，消除了引起眩晕症的基础病因，患者的眩晕症可以得到治愈。

# 第三节　晕厥

## 一、概述

晕厥是一过性脑血流灌注不足引起的短暂性意识丧失（transient loss of consiousness，TLOC），特点是发生迅速、持续时间短暂、有自限性、可完全恢复。晕厥约占急诊患者的3%，75岁以上老年人发生率约为6%，近30%的患者反复发作，是造成老年人摔伤的常见原因。

晕厥的常见类型如下：①反射性晕厥：血管迷走性晕厥、情景性晕厥（如咳嗽、排尿后、饱餐后等）、颈动脉窦晕厥、吞咽神经痛性晕厥、直立性低血压性晕厥；②脑源性晕厥：严重脑动脉闭塞、主动脉弓综合征、高血压脑病、基底动脉型偏头痛；③心源性晕厥：主要是心律失常和结构性或器质性心脏疾病，其他包括肺栓塞、急性主动脉夹层、肺动脉高压；④血液成分异常：哭泣性眩晕、过度换气综合征、低血糖性晕厥、严重贫血性晕厥、高原晕厥。

## 二、临床表现

1. 诊断

同时符合以下4个条件者，方可诊断为晕厥。

（1）完全意识丧失。

（2）发作较快且时间短暂。

（3）自行恢复且无后遗症。

（4）伴有肌张力消失。

如果1项（包括1项）以上不具备，则在诊断晕厥前要首先排除其他原因引起的意识丧失。

2. 伴随症状

（1）伴有明显的自主神经功能障碍（如面色苍白、出冷汗、恶心、乏力等）者，多见于血管抑制性晕厥或低血糖性晕厥。

（2）伴有面色苍白、发绀、呼吸困难，见于急性左心衰竭。

（3）伴有心率和心律明显改变，见于心源性晕厥。

（4）伴有抽搐者，见于中枢神经系统疾病、心源性晕厥。

（5）伴有头痛、呕吐、视听障碍者提示中枢神经系统疾病。

（6）伴有发热、水肿、杵状指者提示心肺疾病。

（7）伴有呼吸深而快、手足发麻、抽搐者见于通气过度综合征、癔症等。

（8）伴有心悸、乏力、出汗、饥饿感者见于低血糖性晕厥。

## 三、治疗

晕厥患者治疗的主要目标是预防晕厥发作和降低死亡危险性。采用基础预防性治疗还是加强治疗主要取决于晕厥的病因、晕厥复发的可能性、晕厥的死亡危险性以及对本人躯体、精神伤害的程度和对公共健康的威胁等。

1. 反射性晕厥的治疗

避免诱发因素（如闷热拥挤的环境、脱水、剧烈咳嗽、衣领紧缩等）、认识先兆症状并及时预防（发作时采取急救措施，如迅速躺下等）。年龄 > 40 岁，反射性晕厥反复发作，且发现白发或倾斜诱发心脏抑制性反应者，应考虑安装心脏起搏器。血管迷走性晕厥者如生活方式干预无效，可用盐酸米多君治疗。

2. 直立性低血压的治疗

避免诱发因素（如长时间站立、突然站起等）、停用或减少引起直立性低血压的药物（利尿药、血管扩张药、乙醇等）及改善低血压状态、调节神经功能 [ 如保持足够的水盐摄入、进行等长物理加压动作、使用腹带和（或）连裤袜降低静脉血池、头部抬高倾斜睡眠 ] 等。必要时可考虑用氟氢可的松或盐酸米多君辅助治疗。

3. 心律失常性晕厥的治疗

主要是病因治疗。窦房结病或传导阻滞致明显心动过缓者应予心脏起搏；快速性房颤、阵发性室上性心动过速者应予射频消融；易发生室颤的高危患者应植入 ICD。

# 第四章

## 常见急危重症护理

### 第一节 急性心力衰竭的护理

心力衰竭（heart failure）是由多种原因引起的心脏泵功能不全综合征。从广义而言，心力衰竭所指的是在适当的静脉回心血量的情况下，心排血量不能满足机体代谢的需求。通常有两种情况：一是机体代谢虽正常，但心排血量下降，从而产生一系列供不应求的情况，此称为低排血量衰竭；二是机体代谢亢进或机体对氧供的需求增加，虽然心排血量正常甚或高于正常，但仍不能满足需要，如甲状腺功能亢进或严重贫血等，此称为高排血量衰竭。下面就急性心力衰竭的几个基本问题进行阐述。

## 一、病因和发病机制

下列各种原因，使心脏排血量在短时间内急剧下降，甚至丧失排血功能，即引起急性心功能不全。

### （一）急性弥漫性心肌损害

如急性广泛性心肌梗死、急性重症心肌炎等，由于功能性心肌数量的锐减，使心肌收缩力明显降低，同时心肌组织由于炎症、水肿、出血和坏死，顺应性显著降低，使右心室排 m 量急剧减少，导致急性心功能不全。

### （二）心脏机械性障碍

左房黏液瘤可引起急性二尖瓣口狭窄，严重阻碍血流通过二尖瓣口，致左房压急剧升高。常见的风湿性二尖瓣狭窄患者，在出现某些诱因时，如情绪激动、劳累、感染（尤其是肺部感染）、妊娠、分娩、输液量过多、心律失常等，右心排血量突然增加，而因二尖瓣狭窄使入左室的血量增加受限，致左房压急剧升高，促进肺水肿的形成。限制型心肌病、缩窄性心包炎、大量心包积液或心包液体不多但积聚迅速致心脏压塞时，均可使心室顺应性降低，心脏舒张功能障碍，严重妨碍心脏舒张期血液充盈，心脏排血量降低，心肌氧耗量增加。此外，左室心内膜心肌纤维化，左室舒张终末压升高，二尖瓣反流，这些疾患亦常引起严重的肺动脉高压，出现急性左心功能不全。

### （三）急性容量负荷过重

如急性心肌梗死、感染性心内膜炎或外伤所致乳头肌功能不全、腱索断裂、瓣膜穿孔、室间隔穿孔和主动脉瘤破裂等。静脉输血或输入含钠液体过快或过多时也可导致急性心功能不全。

在上述各种病因和诱因的作用下，心肌收缩力突然明显减低或心脏负荷突然明显增加，致使心排血量急骤降低，心室充盈压显著升高，此与慢性心力衰竭不同，各种代偿机制的作用均不明显。

正常人肺毛细血管平均压为 $0.53 \sim 0.93$ kPa（$4 \sim 7$ mmHg），毛细血管胶体渗透压为 $3.33 \sim 4$ kPa（$25 \sim 30$ mmHg），由于二者差异很大，故血管内液体不渗入到肺组织间隙。急性左心衰竭时，左室舒张末期压（LVDEP）迅速升高，使左心房、肺静脉压和肺毛细血管压力相继升高，当肺毛细血管内静水压超过胶体渗透压时 [ 即 $> 3.33 \sim 4$ kPa（$25 \sim 30$ mmHg）时 ]，血清即渗入肺组织间隙，若渗入液体迅速增多，则又可进一步通过肺泡上皮浸入肺泡或进入终末小支气管后再到达肺泡，引起肺水肿。

肺泡内液体与气体混合形成泡沫，后者表面张力很大，可阻碍通气和肺毛细血管自肺泡内摄取氧，引起缺氧。同时肺水肿可减低肺顺应性，引起换气不足和肺内动静脉分流，导致动脉血氧饱和度减低。缺氧又很快使组织产生过多的乳酸，致发生代谢性酸中毒，从而使心功能不全进一步加重，最后可引起休克或严重的心律失常，重者可导致死亡。

在上述过程中，肺淋巴管引流，肺泡表面活性物质、血浆白蛋白浓度和毛细血管通透性等因素的改变，均可影响肺水肿产生的速度。

## 二、病情判断

### （一）病史及诱因

常见于原有心脏器质性疾病，如急性心肌梗死、高血压性心脏病、重度二尖瓣狭窄、急进性肾小球肾炎等。常有过度体力活动、肺部感染、妊娠、分娩、心动过速、过量过快输液等诱因。

### （二）临床表现

根据心排出量下降的急剧程度、持续时间的长短以及机体发挥代偿功能的状况，可有晕厥、休克、急性肺水肿、心脏骤停等表现。

1. 晕厥

指心排血量减少致脑部缺血而发生的短暂性意识丧失。若持续数秒钟以上时可有四肢抽搐、呼吸暂停、发绀等表现，称为阿－斯综合征。

2. 休克

由于心排血功能低下导致心排血量不足而引起的休克，称为心源性休克。临床上除休克表现外，多伴有心功能不全，体循环静脉瘀血，如静脉压升高、颈静脉怒张等表现。

3. 急性肺水肿

突然发作、高度气急、呼吸浅速、端坐呼吸、咳嗽、咯白色或粉红色泡沫样痰，面色灰白、口唇及肢端青紫、大汗、烦躁不安、心悸、乏力等。体征为双肺广泛水泡音或（和）哮鸣音，心率增快，心尖区奔马律及收缩期杂音，心界向左下扩大，可有心律失常和交替脉。

4. 心脏骤停

为严重心功能不全的表现，见心脏骤停和心肺复苏。

### （三）实验室及其他检查

1. X 线检查

可见肺门有蝴蝶形大片阴影并向周围扩展，心界扩大，心尖搏动减弱等。

2. 心电图

窦性心动过速或各种心律失常，心肌损害，左房、左室肥大等。

### （四）诊断标准

1. 左心衰竭

有累及左心的心脏病基础，出现肺循环瘀血的表现。

（1）呼吸困难、咳嗽、咯血、咯粉红色泡沫痰。

（2）发绀、端坐呼吸、左室扩大、心率增快、第一心音减弱、心尖区收缩期杂音、肺动脉瓣区第二心音亢进、舒张期奔马律、闻及肺底部或广泛性湿啰音等。

（3）X 线检查示有肺门阴影增大及肺纹理增粗等肺瘀血及左室增大征象。

（4）肺毛细血管嵌楔压大于 2.4 kPa（18 mmHg）。

具备第（1）（2）项或兼有第（3）项即可诊断，兼有第（4）项可确诊。

2. 右心衰竭

有引起急性右心衰竭的病因，出现体循环瘀血征象。

（1）腹胀、上腹疼痛、恶心等肝及胃肠道瘀血症状。

（2）浮肿、发绀、颈静脉怒张、三尖瓣区可听到收缩期杂音、肝大且压痛、肝颈静脉反流征阳性。

（3）X 线检查示右室增大，上腔静脉增宽。心电图示右室肥厚。

（4）心导管检查示右室充盈压（RVFP）明显增高，而左室充盈压（LVFP）正常或偏低，或两者增高不成比例（RVFP/LVFP > 0.65）。

具备（1）、（2）或有（3）项即可诊断，兼有第（4）项可确诊。

### （五）鉴别诊断

心功能不全的某些症状如呼吸困难、水肿、肝大、肺底啰音等并非心功能不全所特有的表现，应与有类似症状的疾病鉴别。急性左心功能不全所致的劳力性呼吸困难，应与阻塞性肺气肿、肥胖、神经性呼吸困难、身体虚弱鉴别；夜间呼吸困难心源性哮喘应与支气管哮喘相鉴别；肺底湿啰音应与慢性支气管炎、支气管扩张、肝炎鉴别；急性右心功能不全，应与心包积液或缩窄性心包炎相鉴别。

## 三、急救措施

急性左心衰竭严重威胁患者生命，一旦确诊应立即予以治疗。缓解缺氧、高度呼吸困难和纠正心力衰竭是急性左心衰治疗的关键。

### （一）急性左心衰竭的治疗

1. 体位

使患者取坐位或半卧位，两腿下垂，以立即减少静脉回心血量。

2. 给氧

给氧是治疗急性左心衰的重要措施之一，特别是肺动脉高压者尤为重要。能提高 PaO2 和 SaO2，增加氧的传输能力，有利于缺血组织氧供。因此，可改善或代偿急性肺水肿或由于心排血量减少所造成的外周低灌流时的组织缺氧状态。急性左心衰短期可给高浓度氧，但长期维持不宜 > 60%。

3. 吗啡

吗啡是治疗急性左心衰肺水肿的常用药物，虽其作用机制尚未完全阐明，但已知主要与吗啡的下列作用有关：①周围血管扩张。②轻微的正性肌力作用。③中枢镇静、镇痛作用。急性左心衰竭伴急性肺水肿的患者应用吗啡静脉注射，可降低肺毛细血管压，增加心排血量。但亦应注意，当吗啡用量过大，或吗啡与血管扩张药同时使用时，有时可导致心排 m 量减少和动脉压下降。虽然吗啡可使呼吸抑制，但是，急性左心衰竭肺水肿时使用常规剂量的吗啡不会造成通气功能障碍。

4. 快速利尿

目前用于急性左心衰竭及急性肺水肿的治疗，首选药物是袢利尿药呋塞米，剂量可选 $0.25 \sim 0.5 \, mg \cdot kg^{-1}$ 静注，按需要重复。

使用利尿药的目的有：①减轻心脏前负荷，降低心室充盈压，可导致体循环和肺循环瘀血症状的缓解。②纠正由代偿机制造成的钠和水的潴留。

心力衰竭患者应用利尿药后如无明显效果，则应考虑以下问题：①肾血流量是否减少：若存在肾血流量减少，则应提高心排血量，维持适当的动脉压以及配合应用血管扩张药等方法处理。②血氯是否过低：血氯过低常存在有低氯性碱中毒，使利尿药减效，适量补充氯离子即可奏效。③继发性醛固酮增加：多见于大量利尿后，因血容量骤减使肾素 – 血管紧张素 – 醛固酮系统活性增加，引起继发性醛固酮增多，遇此情况可换用醛固酮的竞争性拮抗药物，如安体舒通等。④其他因素：如原有肝硬化或应激反应亢进，或肾上腺皮质功能不全等。

应当指出，临床上使用利尿药的主要指征是存在有肺瘀血，或肺瘀血伴有外周低灌流的心力衰竭病例，或有体循环瘀血的病例。对仅有外周低灌流而无肺瘀血的心力衰竭病例效果并不理想。

5. 血管扩张剂

以硝普钠、硝酸甘油或酚妥拉明静脉滴注。

（1）硝普钠：为动、静脉血管扩张剂，静注后 2 ~ 5 min 起效，一般剂量为 12.0 ~ 20 μg/min 滴入，根据血压调整用量，维持收缩压在 100 mmHg 左右；对原有高血压者血压降低幅度（绝对值）以不超过 80 mmHg 为度，维持量为 50 ~ 100 μg/min。硝普钠含有氰化物，用药时间不宜连续超过 24 h。

（2）硝酸甘油：扩张小静脉，降低回心血量，使 LVEDP 及肺血管压降低，患者对本药的耐受量个体差异很大，可先以 10μg/min 开始，然后每 10 分钟调整一次，每次增加 5 ～ 10μg/min，以血压达到上述水平为度。

（3）酚妥拉明：为 α 受体阻滞剂，以扩张小动脉为主。静脉用药以 0.1 mg/min 开始，每 5 ～ 10 min 调整一次，最大可增至 1.0 ～ 2.0 mg/min，监测血压同前。

6. 氨茶碱

0.25 g 加入 50% 葡萄糖液 20 ～ 40 mL 中缓慢静注，以减轻呼吸困难。

7. 强心药

如发病 2 周内未用过洋地黄或洋地黄毒苷，1 周内未用过地高辛，可予速效洋地黄制剂，以加强心肌收缩力和减慢心率，此对伴有房性快速性心律失常的急性肺水肿特别有效，但对重度二尖瓣狭窄而伴有窦性心律的急性肺水肿忌用。如发病两周内曾用过洋地黄，则强心药的应用需根据病情，小剂量追加，用法同慢性心力衰竭。

8. 糖皮质激素

地塞米松 10 ～ 20 mg 加入 5% 葡萄糖溶液 500 mL，静脉滴注。皮质激素可扩张外周血管，增加心排血量，解除支气管痉挛，改善通气，促进利尿，降低毛细血管通透性，减少渗出。对急性肺水肿和改善全身情况有一定价值。

9. 氯丙嗪

国外报告氯丙嗪治疗急性左心衰竭有迅速改善临床症状的作用，国内亦有人用小剂量氯丙嗪治疗急性左心衰竭。用法：5 ～ 10 mg 肌注，仅有左心衰竭者用 5 mg，伴有急性肺水肿者用 10 mg，肌注后 5 ～ 10 min 见效，15 ～ 30 min 疗效显著，作用持续 4 ～ 6 h。氯丙嗪扩张静脉作用大于扩张动脉，因此更适合以前负荷增高为主的急性左心衰竭；其镇静作用能很好地解除患者焦虑。

10. 静脉穿刺放血

可用于上述治疗无效的肺水肿患者，尤其是大量快速输液或输血所致的肺水肿，放血 300 ～ 500 mL，有一定效果。

11. 确定并治疗诱因

急性肺水肿常可找到诱因，如急性心肌梗死、快速心律失常及输液过多过快等。由高血压危象引起者应迅速降压，可用硝普钠。如器质性心脏病伴快速性心律失常对抗心律失常药物无效，而非洋地黄引起，应迅速电击复律。

**（二）急性右心衰竭的治疗**

1. 病因治疗

右心衰竭是由多种病因如急性心包填塞、肺栓塞等引起的心功能不全综合征。因此，其治疗的关键首先是快速认识并纠正病因和稳定血流动力学状况。

2. 控制右心衰竭

治疗的基本措施是：①维持正常的心脏负荷，特别是前负荷。②增强心肌收缩力，使心排血量增加。③维持心肌供氧和耗氧的平衡。④由于一氧化氮（NO）能选择性的降低肺血管阻力，近年来已被广泛用于治疗右心功能衰竭。⑤上述治疗效果不佳时，有条件的情况下可考虑肺动脉内球囊反搏或右心辅助治疗。

3. 注意事项：①只要没有明显的体液负荷过量的表现，一般应维持合理的补液速度。②颈静脉压并不能很好地表示左室充盈压，颈静脉压升高并不排除体液量的缺乏。③没有右心室壁的特征性 ECG 改变并不能排除右心室心肌梗死。④肺动脉漂浮导管对右心室心梗诊断很有帮助，表现为右房压及右室压 > 肺动脉楔压。⑤利尿剂和血管扩张剂对右心室心梗患者无益而有害。⑥在负荷量充足的情况下，多巴胺 4 ～ 5μg/kg·min 通常可维持血压平稳，如需要可增加至 15μg/kg·min，或与肾上腺素复合使用。

# 四、护理问题

1. 活动无耐力

软弱无力、精神恍惚，由于心脏负荷加重、心肌收缩力减弱导致心肌缺氧所致。

2. 心排出量减少

血压降低、脉压减小。由于心功能不全所致。

3. 气体交换受损

呼吸困难，由于肺瘀血所致。

4. 体液过多

水肿，由于心排出量减少，体循环瘀血、水钠潴留引起。

5. 恐惧

担忧、焦虑，意识到自己的生命有危险的结果。

6. 潜在损伤

恶心、食欲缺乏、色觉异常、心律失常、四肢软弱无力，这是因为存在洋地黄和利尿剂的毒性作用等危险因素。

7. 知识缺乏

水肿等，由于缺乏对低钠饮食重要性的认识和疾病防治的认识，摄取盐过多加重水钠滞留所致。

## 五、护理要点

### （一）一般护理

1. 安置患者于重症监护病室

协助患者取坐位或半坐位，两腿下垂。注意给患者提供合适的支撑物，并保护患者的安全，防止坠床。迅速建立静脉通路，并保持通畅。注意监护呼吸、血压、脉搏及心电变化。

2. 宜用低钠、低脂肪、低盐、富含维生素、富于营养易消化的低热量饮食

采用低热量（每日 5 000 ~ 6 200 kJ）饮食可降低基础代谢率，减轻心脏负荷，但时间不宜过长。低盐饮食可控制水钠潴留，从而减轻心脏负荷，根据水肿程度忌用或少用含钠量高食物，如发酵面食、点心、咸肉、咸菜、海鱼虾、含钠饮料、调味品和含盐的罐头等。进食量少或利尿明显者可适当放宽钠盐的限制。心衰时因胃肠道瘀血、呼吸困难、疲乏、焦虑而影响食欲和消化功能，应给予易消化食物，少食多餐，可减少胃肠消化食物所需的血液供应，使心脏负荷减轻。

3. 严重呼吸困难，可给氧

对四肢厥冷、发绀的患者，要注意保温。保持大便通畅。

4. 抢救时

护理人员应表情镇静，神态自若，操作熟练，使患者产生信任感和安全感。尽可能守护在患者身旁，安慰患者，告诉患者医护人员正在积极采取有效措施，病情会逐渐得到控制。对患者做简要解释，消除患者的紧张、恐惧心理。注意语言简练，以免增加患者负担。

5. 协助患者翻身

使用气垫或气圈，进行按摩。穿着宜柔软和宽松，以防破损，并随时保持皮肤清洁。心力衰竭患者因肺瘀血而易致呼吸道感染，需定时给患者拍背。病房空气新鲜、暖和、避免受凉，避免呼吸道感染加重心力衰竭。应鼓励患者下肢活动，协助患者被动肢体锻炼，早晚用温水浸足，以预防和减少下肢静脉血栓形成。需密切观察患者有无疲倦、乏力、情感淡漠、食欲减退、尿量减少等症状，并监测液体出入量和电解质，以防低钾血症和低钠血症等水、电解质平衡失调。

### （二）病情观察与护理

1. 观察体温、脉搏、呼吸、血压的变化

注意心力衰竭的早期表现，夜间阵发性呼吸困难是左心衰竭的早期症状，应予警惕。当患者出现血压下降、脉率增快时，应警惕心源性休克的发生，并及时报告医生处理。

2. 观察神志变化

由于心排血量减少，脑供血不足，缺氧及二氧化碳增高，可导致头晕、烦躁、迟钝、嗜睡、晕厥等症状，及时观察以利于医生综合判断及治疗。

3. 观察心率和心律

注意心率快慢、节律规则与否、心音强弱等。有条件时最好能做心电监护并及时记录，以利及时处理。出现以下情况应及时报告医生：①心率低于 40/min 或高于 130/min。②心律不规则。③心率突然加倍或减半。④患者有心悸或心前区痛的病史而突然心率加快。

4. 注意判断治疗有效的指标

如自觉气急、心悸等症状改善，情绪安定，发绀减轻，尿量增加，水肿消退，心率减慢，原有的期前收缩减少或消失，血压稳定。

5. 注意观察药物治疗的效果及不良反应

如使用洋地黄类药物时，应注意观察患者心率、心律的变化，观察药物的毒性反应，并协助医生处理药物的毒副反应。此外，迅速建立良好的静脉通道，以保证药物的顺利应用，严格控制静脉输液速度。做好各种记录，发现异常及时报告医生，配合处理。备好一切抢救药品、器械。洋地黄制剂毒性反应的处理：①立即停用洋地黄类药物，轻度毒性反应如胃肠道神经系统和视觉症状，一度房室传导阻滞，窦性心动过缓及偶发室性期前收缩等心律失常表现；停药后可自行缓解。中毒症状消失的时间；地高辛为 24 h 内，洋地黄毒苷需 7～10 天。②酌情补钾，钾盐对治疗由洋地黄毒性反应引起的各种房性快速心律失常和室性期前收缩有效，肾衰竭和高血钾患者忌用。③苯妥英钠：是治疗洋地黄中毒引起的各种期前收缩和快速心律失常最安全有效的常用药物，但有抑制呼吸和引起短暂低血压等不良反应，应注意观察。

**（三）健康教育**

（1）向患者及家属介绍急性心力衰竭的诱因，积极治疗原有心脏疾病。急性肺水肿发作过后，如原发病因得以去除，患者可完全恢复；若原发病因继续存在，患者可有一段稳定时间，待有诱因时又可再发心功能不全症状。

（2）嘱患者在静脉输液前主动告诉护士自己有心脏病史，便于护士在输液时控制输液量及速度。

# 第二节　慢性心力衰竭的护理

慢性心力衰竭也称慢性充血性心力衰竭，是大多数心血管疾病的最终归宿，也是最主要的死亡原因。在西方国家心力衰竭的基础心脏病构成以高血压，冠状动脉心脏病为主，我国过去以心瓣膜病为主，但近年来高血压、冠状动脉心脏病所占比例呈明显上升趋势。

## 一、诱因与发病机制

**（一）诱因**

心力衰竭往往由一些增加心脏负荷的因素所诱发。常见诱发因素有以下几点：

1. 感染

呼吸道感染最常见其他感染如风湿活动、感染性心内膜炎、泌尿系感染和各种变态反应性炎症等也可诱发心力衰竭。感染可直接造成心肌损害，也可因其所致发热、代谢亢进和窦性心动过速等增加心脏负荷。

2. 心律失常

各种类型的快速性心律失常可导致心排血量下降，增加心肌耗氧量，诱发或加重心肌缺血，其中心房颤动是器质性心脏病最常见的心律失常之一，也是心力衰竭最重要的诱发因素。严重的缓慢性心律失常可直接降低心排血量，诱发心力衰竭。

3. 血容量增加

如饮食过度、摄入钠盐过多、输入液体过快、短期内输入液体过多等，均可诱发心力衰竭。

4. 过度体力活动或情绪激动

体力活动、情绪激动和气候变化等，可增加心脏负荷，诱发心力衰竭。

5. 贫血或出血慢性贫血

可致心排血量和心脏负荷增加，同时血红蛋白摄氧量减少，使心肌缺血缺氧甚至坏死，可导致贫血性心脏病。大量出血使血容量减少，回心血量和心排血量降低，并使心肌供血量减少和反射性心率加快，心肌耗氧量增加，导致心肌缺血缺氧，诱发心力衰竭。

6. 其他因素

①妊娠和分娩。②肺栓塞。③治疗方法不当，如洋地黄过量或不足，不恰当停用降血压药等。④原有心脏病变加重或并发其他疾病，如心肌缺血进展为心肌梗死、风湿性心瓣膜病风湿活动合并甲状腺功能亢进症等。

（二）发病机制

慢性心力衰竭的发病机制十分复杂，当基础心脏病损及心功能时，机体首先发生多种代偿机制。这些代偿机制可使心功能在一定时间内维持在相对正常的水平，但也有其负性效应。各种不同机制相互作用衍生出更多反应，久之发生失代偿。

1. 代偿机制

当心肌收缩力减弱时，为了保证正常的心排血量，机体通过以下机制进行代偿。

（1）Frank-Starling 机制：即增加心脏的前负荷，使回心血量增多，心室舒张末期容积增加，从而增加心排血量及提高心脏做功量。心室舒张末期容积增加，意味着心室扩张，舒张末压力也增加，相应的心房压、静脉压也升高。当左心室舒张末压 > 18mmHg 时，出现肺充血的症状和体征。

（2）心肌肥厚：当心脏的后负荷增加时，常以心肌肥厚为主要的代偿机制，心肌收缩力增强，克服后负荷阻力，使排血量在相当长时间内维持正常。心肌肥厚以心肌细胞增大为主，心肌细胞数增多不明显，细胞核和作为供给能源的物质线粒体也增大和增多，但程度和速度均落后于心肌细胞的增大，心肌从整体上显得能源不足，继续发展终至心肌细胞死亡。

（3）神经体液的代偿机制

①交感神经兴奋性增强：心衰患者血中去甲肾上腺素水平升高，作用心肌肾上腺素能受体，增强心肌收缩力并提高心率，以增加心排血量。但心率增快，使心肌耗氧增加，此外，去甲肾上腺素对心肌有直接毒性作用，使心肌细胞凋亡，参与心脏重塑过程。②肾素－血管紧张素系统（RAAS）激活：心排血量减少，肾血流量随之降低，RAAS 被激活。

2. 心力衰竭时各种体液因子的改变

（1）心钠肽和脑钠肽：心力衰竭时心钠肽和脑钠肽分泌均增加，其增高的程度与心力衰竭的严重程度呈正相关。

（2）精氨酸加压素：心力衰竭时，心房牵张受体的敏感性下降，使精氨酸加压素的释放不能受到相应的抑制，血浆精氨酸加压素水平升高。

3. 内皮素

是由血管内皮释放的肽类物质，具有很强的收缩血管的作用。内皮素还可导致细胞肥大增生，参与心脏重塑过程。

4. 心肌损害与心室重塑

原发性心肌损害和心脏负荷过重使心脏功能受损，可导致心室扩大或心室肥厚等各种代偿性变化。在心腔扩大、心肌肥厚的过程中，心肌细胞、胞外基质、胶原纤维网等均有相应的变化，即心室重塑的过程。目前大量的研究表明，心力衰竭发生的基本机制是心室重塑。

# 二、临床表现

## （一）左心衰竭

主要表现为心排血量低和肺循环瘀血的综合征。

1. 症状

（1）呼吸困难：劳力性呼吸困难是左心衰竭最早出现的症状，开始多发生在较重体力活动时，休息后可缓解，病情进展后，轻微体力活动时也可出现，有的患者还可出现夜间阵发性呼吸困难，此为左心衰竭的典型表现。严重时可出现端坐呼吸、心源性哮喘和急性肺水肿。患者采取的坐位越高说明左心衰竭的程度越重，可据此估计左心衰竭的严重程度。

（2）咳嗽、咳痰、咯血：咳嗽是较早出现的症状，常发生在夜晚，患者坐起或站立时可减轻或消失，常咳白色泡沫痰，有时痰中带血丝，当肺瘀血明显加重或肺水肿时，可咳粉红色泡沫痰。

（3）低心排血量症状：如有头晕、乏力、心悸、失眠或嗜睡、尿少、发绀等，其主要原因是心、脑、肾、骨骼肌等脏器组织血液灌注不足。

2. 体征

呼吸加快、血压升高、心率增快，可有交替脉，多数患者有左心室增大。心尖部可闻及舒张期奔马律，肺动脉瓣区第 2 心音亢进。两肺底可闻及细湿啰音。原有瓣膜病变可闻及杂音及原有心脏病的体征。

### （二）右心衰竭

主要表现为体循环瘀血的综合征。

1. 症状

患者可有食欲不振、恶心、呕吐、右上腹痛、腹胀、腹泻、尿少、夜尿等症状。原因是各脏器慢性持续性瘀血所致。

2. 体征

（1）患者颈静脉充盈、怒张，肝颈静脉反流征阳性。

（2）肝大：肝脏肿大伴有上腹部饱胀不适及明显压痛，还可出现黄疸和血清转氨酶水平升高，晚期可出现心源性肝硬化。

（3）水肿：双下肢及腰骶部水肿，严重的全身水肿，伴有胸、腹腔积液。

（4）其他：胸骨左缘第 3 ~ 4 肋间可闻及舒张期奔马律。右心室增大或全心增大时心浊音界向两侧扩大。三尖瓣区可闻及收缩期吹风样杂音。

### （三）全心衰竭

此时左右心衰的临床表现同时存在。由于右心衰时右心排血量减少，能减轻肺瘀血和肺水肿，故左心衰的症状和体征有所减轻。

心功能分级正确评价患者心功能，对于判断病情轻重和指导患者活动量具有重要意义。根据患者的临床症状和活动受限制的程度可将心功能分为 4 级 [1928 年纽约心脏病协会（NYHA）分级，美国心脏病协会（AHA）标准委员会 1994 年修订 ]。

Ⅰ级：体力活动不受限制。日常活动不引起心悸、乏力、呼吸困难等症状。

Ⅱ级：体力活动轻度受限。休息时无症状，日常活动即可引起以上症状，休息后很快缓解。

Ⅲ级：体力活动明显受限。休息时无症状，轻于日常活动即可引起以上症状，休息后较长时间症状才可缓解。

Ⅳ级：不能进行任何活动。休息时也有症状，稍活动后加重。

## 三、辅助检查

（1）心电图。

（2）X 线胸片及影像学检查。

（3）超声心动图检查。

（4）实验室检查动脉血气分析、血常规、生化和心肌酶学。

（5）放射性核素心室造影。

（6）创伤性血流动力学检查等。

## 四、救治原则与方法

### （一）治疗原则和目的

慢性心力衰竭的短期治疗如纠正血流动力学异常、缓解症状等，并不能降低患者死亡率和改善长期预后。因此，治疗心力衰竭必须从长计议，采取综合措施，包括治疗病因、调节心力衰竭代偿机制以及减少其负面效应如拮抗神经体液因子的过分激活等，既要改善症状，又要达到下列目的：①提高运动耐量，改善生活质量。②阻止或延缓心室重构，防止心肌损害进一步加重。③延长寿命，降低死亡率。

### （二）治疗方法

1. 病因治疗

（1）治疗基本病因：大多数心力衰竭的病因都有针对性治疗方法，如控制高血压、改善冠状动脉心脏病心肌缺血、手术治疗心瓣膜病以及纠治先天畸形等。但病因治疗的最大障碍是发现和治疗太晚，很多患者常满足于短期治疗缓解症状而拖延时间，最终发展为严重的心力衰竭而失去良好的治疗时机。

（2）消除诱因：最常见诱因为感染，特别是呼吸道感染，应积极选用适当的抗生素治疗；对于发热持续1周以上者应警惕感染性心内膜炎的可能。心律失常特别是心房颤动是诱发心力衰竭的常见原因，对于心室率很快的心房颤动，如不能及时复律则应尽快控制心室率，潜在的甲状腺功能亢进症、贫血等也可能是心力衰竭加重的原因，应注意诊断和纠正。

2. 一般治疗

（1）休息和镇静：包括控制体力和心理活动，必要时可给予镇静剂以保障休息，但对严重心力衰竭患者应慎用镇静剂。休息可减轻心脏负荷，减慢心率，增加冠状动脉供血，有利于改善心功能。但长期卧床易形成下肢静脉血栓，甚至导致肺栓塞，同时也使消化吸收功能减弱，肌肉萎缩。

（2）控制钠盐摄入：心力衰竭患者体内水钠潴留，血容量虽增加，因此减少钠盐的摄入，有利于减轻水肿等症状，并降低心脏负荷，改善心功能。应用强效排钠利尿剂时，应注意过分限盐会导致低钠血症。

3. 药物治疗

（1）利尿剂的应用：利尿剂是治疗慢性心力衰竭的基本药物，对有液体潴留证据或原有液体潴留的所有心力衰竭患者，均应给予利尿剂。利尿剂可通过排钠排水减轻心脏容量负荷，改善心功能，对缓解瘀血症状和减轻水肿有十分显著的效果。常用利尿剂的作用和剂量见表4-1。

**表4-1　常用利尿剂的作用和剂量**

| 种类 | 作用于肾脏位置 | 每天剂量 |
|---|---|---|
| 排钾类 | | |
| 氢氯噻嗪（双氢克尿噻） | 远曲小管 | 25 ~ 100 mg，口服 |
| 呋塞米（速尿） | Henle 袢上升支 | 20 ~ 100 mg，口服 / 静脉注射 |
| 保钾类 | | |
| 螺内酯（安体舒通） | 集合管醛固酮拮抗剂 | 25 ~ 100 mg，口服 |
| 氨苯蝶啶 | 集合管 | 100 ~ 300 mg，口服 |
| 阿米洛利 | 集合管 | 5 ~ 10mg，口服 |

（2）血管紧张素转换酶（ACE）抑制剂的应用：ACE抑制剂是治疗慢性心力衰竭的基本药物，可用于所有左心功能不全者。其主要作用机制是抑制RAS系统，包括循环RAS和心脏组织中的RAS，从而具有扩张血管、抑制交感神经活性以及改善和延缓心室重构等作用；同时，ACE抑制剂还可抑制缓激肽降解，使具有血管扩张作用的前列腺素生成增多，并有抗组织增生作用。ACE抑制剂也可明显改善其远期预后，降低死亡率。因此，及早（如在心功能代偿期）开始应用ACE抑制剂运行干预，是慢性心力衰竭药物治疗的重要进展。ACE抑制剂种类很多，临床常用ACE抑制剂有卡托普利、依那普利等。

（3）增加心排出量的药物

①洋地黄制剂：通过抑制心肌细胞膜上的 $Na^+-K^+-ATP$ 酶，使细胞内 $Na^+$ 浓度升高，$K^+$ 浓度降低；

同时 $Na^+$ 与 $Ca^{2+}$ 进行交换，又使细胞内 $Ca^+$ 浓度升高，从而使心肌收缩力增强，增加心脏每搏血量，从而使心脏收缩末期残余血量减少，舒张末期压力下降，有利于缓解各器官瘀血，尿量增加。一般治疗剂量下，洋地黄可抑制心脏传导系统，对房室交界区的抑制量最为明显，可减慢窦性心律、减慢心房扑动或颤动时的心室率；但大剂量时可提高心房、交界区及心脏的自律性，当血钾过低时，更易发生各种快速性心力衰竭。本制剂 0.25 mg/d，适用于中度心力衰竭的维持治疗，但对 70 岁以上或肾功能不良患者宜减量。毛花苷 C（西地兰）为静脉注射用制剂，适用于急性心力衰竭或慢性心力衰竭加重时，特别适用于心力衰竭伴快速心房颤动者。注射后 10 min 起效，1 ~ 2 h 达高峰。每次用量 0.2 ~ 0.4 mg，稀释后静脉注射。

②非洋地黄类正性肌力药物：多巴胺和多巴酚丁胺只能短期静脉应用；米力农对改善心力衰竭的症状效果肯定，但大型前瞻性研究和其他相关研究均证明，长期应用该类药物治疗重症慢性心力衰竭，其死亡率较不用者更高。

（4）β 受体阻滞剂的应用：β 受体阻滞剂可对抗心力衰竭代偿机制中的"交感神经活性增强"这一重要环节，对心肌产生保护作用，可明显提高其运动耐量，降低死亡率。β 受体阻滞剂应该用于 NYHA 心功能 Ⅱ 级或 Ⅲ 级、LVEF < 40%，但病情稳定的所有慢性收缩性心力衰竭患者，但应在 ACE 抑制剂和利尿剂的基础上应用；同时，因其具有负性肌力作用，用药时仍应十分慎重。一般宜待病情稳定后，从小量开始用起，然后根据治疗反应每隔 2 ~ 4 周增加一次剂量，直达最大耐受量，并适量长期维持。症状改善常在用药后 2 ~ 3 个月出现。长期应用时避免突然停药。临床常用制剂有：①选择性 $\beta_1$ 受体阻滞剂，无血管扩张作用，如美托洛尔初始剂量 12.5 mg/d，比索洛尔初始剂量 1.25 mg/d。②非选择性 β 受体阻滞剂，如卡维地洛属第 3 代 β 受体阻滞剂，可全面阻滞 $\alpha_1$、$\beta_1$ 和 $\beta_2$ 受体，同时具有扩血管作用，初始剂量 3.125 mg，2 次 /d。β 受体阻滞剂的禁忌证为支气管痉挛性疾病、心动过缓以及 2 度或 2 度以上房室传导阻滞（安装心脏起搏器者除外）。

（5）血管扩张剂的应用：心力衰竭时，由于各种代偿机制的作用，使周围循环阻力增加，心脏的前负荷也增大。扩血管治疗，可以减轻心脏前、后负荷，改善心力衰竭症状。因此心力衰竭时，可考虑应用小静脉扩张剂如硝酸异山梨酯、阻断 $\alpha_1$ 受体的小动脉扩张剂如肼屈嗪以及均衡扩张小动脉和小静脉制剂如硝普钠等静脉滴注。

## 五、护理评估

1. 病史评估

详细询问患者起病情况，了解有无感染，过度劳累、情绪激动等诱因；有无活动后心悸、气促或休息状态下的呼吸困难，若有劳力性呼吸困难，还需了解患者产生呼吸困难的活动类型和轻重程度，如步行、爬楼、洗澡等，以帮助判断患者的心功能；询问患者有无咳嗽、咳痰，有无夜间性阵发呼吸困难。对于右心衰竭的患者，应注意了解患者是否有恶心、呕吐、食欲不佳、腹胀、体重（体质量）增加及身体低垂部位水肿等情况。了解患者既往的健康状况，评估有无引起心力衰竭的基础疾病，如冠状动脉心脏病、风湿性心脏病、心肌病等。

2. 身体评估

（1）左心衰竭：评估患者有无活动后心悸、气促，有无夜间阵发性呼吸困难，有无咳嗽、咳痰、咯血等症状；了解患者有无心脏扩大及心脏杂音。应注意患者的心理反应，了解心理压力的原因。

（2）右心衰竭：了解患者有无上腹部不适和食欲不振等右心衰竭的早期表现；评估有无肝大、水肿、腹腔积液、颈静脉怒张等特征。

（3）全心衰竭：了解患者有无左心衰竭和右心衰竭的症状、体征；评估心力衰竭的基础疾病、扩张型心肌病及各种心脏病的晚期往往出现全心力衰竭表现。

3. 日常生活习惯

了解患者的饮食习惯，是否喜爱咸食、腊制品及发酵食品，是否吸烟、嗜酒、爱喝浓茶、咖啡等；了解患者的睡眠情况及排便情况，是否有便秘；评估患者的日常活动情况，是否为活动过度导致的心衰。

4. 心理社会评估

长期的疾病折磨和心力衰竭的反复出现，使患者生活能力降低，生活上需要他人照顾，反复住院治疗造成的经济负担，常使患者陷于焦虑不安、内疚、恐惧、绝望之中；家属和亲人也可因长期照顾患者而身心疲惫。

## 六、护理诊断

1. 气体交换受损

与左心衰致肺循环瘀血有关。

2. 体液过多

与右心衰致体循环瘀血、水钠潴留有关。

3. 活动无耐力

与心脏排血量下降有关。

4. 潜在并发症

洋地黄中毒。

## 七、护理目标

（1）患者呼吸困难、咳嗽等症状明显减轻，发绀消失，血气指标在正常范围。

（2）胸腹腔积液、水肿减轻或消失。

（3）患者能知道限制最大活动量的指征，按计划活动，主诉活动耐力增强。

（4）患者能说出洋地黄中毒的表现，能及时发现和控制中毒。

## 八、护理措施

1. 一般护理

（1）休息与活动：休息是减轻心脏负荷的重要方法，包括体力的休息、精神的放松和充足的睡眠。应根据患者心功能分级及患者基本状况决定活动量。

Ⅰ级：不限制一般的体力活动，积极参加体育锻炼，但要避免剧烈运动和重体力劳动。

Ⅱ级：适当限制体力活动，增加午休，强调下午多休息，可不影响轻体力工作和家务劳动。

Ⅲ级：严格限制一般的体力活动，每天有充分的休息时间，但日常生活可以自理或在他人协助下自理。

Ⅳ级：绝对卧床休息，生活由他人照顾。可在床上做肢体被动运动，轻微的屈伸运动和翻身，逐步过渡到坐或下床活动。鼓励患者不要延长卧床时间，当病情好转后，应尽早做适量的活动，因为长期卧床易导致血栓形成、肺栓塞、便秘、虚弱、直立性低血压的发生。

（2）饮食：给予低盐、低脂、低热量、高蛋白、高维生素、清淡易消化的饮食，少食多餐。①限制食盐及含钠食物：Ⅰ度心力衰竭患者每日钠摄入量应限制在 2 g（相当于氯化钠 5 g）左右，Ⅱ度心力衰竭患者每日钠摄入量应限制在（相当于氯化钠 2.5 g）左右，Ⅲ度心力衰竭患者每日钠摄入量应限制在 0.4 g（相当于氯化钠 1 g）左右。但应注意在用强效利尿剂时，可放宽限制，以防发生电解质紊乱。②限制饮水量，高度水肿或伴有腹腔积液者，应限制饮水量，24 h 饮水量一般不超过 800 mL，应尽量安排在白天间歇饮水，避免大量饮水，以免增加心脏负担。

（3）排便的护理：指导患者养成按时排便的习惯，预防便秘。排便时切忌过度用力，以免增加心脏负担，诱发严重心律失常。

2. 对症护理及病情观察护理

（1）呼吸困难

①休息与体位：让患者取半卧位或端坐卧位安静休息，鼓励患者多翻身、咳嗽，尽量做缓慢的深呼吸。

②吸氧：根据缺氧程度及病情选择氧流量。

③遵医嘱给予强心、利尿、扩血管药物，注意观察药物作用及不良反应，如血管扩张剂可致头痛及血压下降等；血管紧张素转换酶抑制剂的不良反应有直立性低血压、咳嗽等。

④病情观察：应观察呼吸困难的程度、发绀情况、肺部啰音的变化，血气分析和血氧饱和度等，以判断药物疗效和病情进展。

（2）水肿

①观察水肿的消长程度，每日测量体重，准确记录出入液量并适当控制液体摄入量。

②限制钠盐摄入，每日食盐摄入量少于 5 g，服利尿剂者可适当放宽。限制含钠高的食品、饮料和调味品如发酵面食、腌制品、味精、糖果、番茄酱、啤酒、汽水等。

③加强皮肤护理，协助患者经常更换体位，嘱患者穿质地柔软的衣服，经常按摩骨隆突处，预防压疮的发生。

④遵医嘱正确使用利尿剂，密切观察其不良反应，主要为水、电解质紊乱。利尿剂的应用时间选择早晨或日间为宜，避免夜间排尿过频而影响患者的休息。

3. 用药观察与护理

（1）利尿剂：电解质紊乱是利尿剂最易出现的不良反应，应随时注意观察。氢氯噻嗪类排钾利尿剂，作用于肾远曲小管，抑制 $Na^+$ 的重吸收，并可通过 $Na^+$-$K^+$ 交换机制降低 $K^+$ 的吸收易出现低钾血症，应监测血钾浓度，给予含钾丰富的食物，遵医嘱及时补钾；氨苯蝶啶直接作用于肾远曲小管远端，排钠保钾，利尿作用不强，常与排钾利尿剂合用，起保钾作用。出现高钾血症时，遵医嘱停用保钾利尿剂，嘱患者禁食含钾高的食物，严密观察心电监护变化，必要时予胰岛素等紧急降钾处理。

（2）ACE 抑制剂：ACE 抑制剂的不良反应有低血压、肾功能一过性恶化、高钾血症、干咳、血管神经性水肿以及少见的皮疹、味觉异常等。对无尿性肾衰竭、妊娠哺乳期妇女和对该类药物过敏者禁止应用，双侧肾动脉狭窄、血肌酐水平明显升高（> 220 μmol/L）、高钾血症（> 5.5 mmol/L）、低血压（收缩压 < 90 mmHg）或不能耐受本药者也不宜应用本类药物。

（3）洋地黄类药物：加强心肌收缩力，减慢心率，从而改善心功能不全患者的血流动力学变化。其用药安全范围小，易发生中毒反应。

①严格按医嘱给药，教会患者服地高辛时应自测脉搏，如脉搏 < 60 次/min 或节律不规则应暂停服药并告诉医师；毛花苷 C 或毒毛花苷 K 静脉给药时需稀释后缓慢静脉注射，并同时监测心率、心律及心电图变化。

②密切观察洋地黄中毒表现，包括：①心律失常：洋地黄中毒最重要的反应是出现各种类型的心律失常，是由心肌兴奋性过强和传导系统传导阻滞所致，最常见者为室性期前收缩（多表现为二联律）、非阵发性交界区心动过速、房性期前收缩、心房颤动以及房室传导阻滞；快速房性心律失常伴房室传导阻滞是洋地黄中毒的特征性表现。洋地黄可引起心电图 ST-T 改变，但不能据此诊断为洋地黄中毒。②消化道症状：食欲减退，恶心、呕吐等（需与心力衰竭本身或其他药物所引起的胃肠道反应相鉴别）。③神经系统症状：头痛、头晕、抑郁、嗜睡、精神改变等。④视觉改变：视物模糊、黄视、绿视等。测定血药浓度有助于洋地黄中毒的诊断。

洋地黄中毒的处理：

①发生中毒后应立即停用洋地黄药物及排钾利尿剂。②单发室性期前收缩、1 度房室传导阻滞等在停药后常自行消失。③对于快速性心律失常患者，若血钾浓度低则静脉补钾，如血钾不低可用利多卡因或苯妥英钠；有传导阻滞及缓慢性心律失常者，可用阿托品 0.5 ~ 1.0 mg 皮下或静脉注射，需要时安置临时心脏起搏器。

（4）β 受体阻滞剂：必须从极小剂量开始逐渐加大剂量，每次剂量增加的时间梯度不宜少于 5 ~ 7 天，同时严密监测血压、体重、脉搏及心率变化，防止出现传导阻滞和心衰加重。

（5）血管扩张剂

①硝普钠：用药过程中，要严密监测血压，根据血压调节滴速，一般剂量 0.5 ~ 3 μg/（kg·min）。连续用药不超过 7 天，嘱患者不要自行调节滴速，体位改变时动作宜缓慢，防止直立性低血压发生；注

意避光，现配现用，液体配制后无论是否用完需 6 ~ 8 h 更换；长期用药者，应监测血氰化物浓度，防止氰化物中毒，临床用药过程中发现老年人易出现精神方面的症状，应注意观察。

②硝酸甘油：用药过程中可出现头胀、头痛、面色潮红、心率加快等不良反应，改变体位时易出现直立性低血压。用药时从小剂量开始，严格控制输液速度，做好宣传教育工作，以取得配合。

4. 心理护理

（1）护士自身应具备良好的心理素质，沉着、冷静，用积极乐观的态度影响患者及家属，使患者增强战胜疾病的信心。

（2）建立良好的护患关系，关心体贴患者，简要解释使用监测设备的必要性及作用，得到患者的充分信任。

（3）对患者及家属进行适时的健康指导，强调严格遵医嘱服药、不随意增减或撤换药物的重要性，如出现中毒反应，应立即就诊。

微信扫码
◆临床科研
◆医学前沿
◆临床资讯
◆临床笔记

# 第五章

## 手术室基础护理

### 第一节　消毒与灭菌原则、要求及常用消毒剂的应用

## 一、消毒与灭菌原则及要求

### （一）选择消毒与灭菌方法的原则

（1）使用经卫生行政部门批准的消毒药、器械，并按照批准使用的范围和方法在医疗机构及疫源地等消毒中使用。

（2）根据物品污染后的危害程度选择消毒灭菌方法。

（3）根据物品上污染微生物的种类、数量和危害程度选择消毒灭菌的方法。

（4）根据消毒物品的性质选择消毒方法。

### （二）实施要求

（1）凡进入人体组织、无菌器官、血液或从血液中流过的医疗用品必须达到灭菌要求，如外科器械、穿刺针、注射器、输液器、各种穿刺包、各种人体移植植入物、需灭菌内镜及附件（腹腔镜、胸腔镜、关节镜、胆道镜、膀胱镜、宫腔镜、前列腺电切镜、经皮肾镜、鼻窦镜等）、各种活检钳、血管介入导管、口腔科直接接触患者伤口的器械和用品等。

灭菌方法：压力蒸汽灭菌；环氧乙烷灭菌；过氧化氢低温等离子灭菌；2%碱性戊二醛浸泡10 h。

（2）接触破损皮肤、黏膜而不进入无菌组织内的医疗器械、器具和物品必须达到高消毒水平，如体温表、氧气湿化瓶、呼吸机管道、需消毒内镜（胃镜、肠镜、支纤镜等）、压舌板、口腔科检查器械等。

消毒方法：100℃煮沸消毒20～30 min；2%戊二醛浸泡消毒20～45 min；500 mg/L有效氯浸泡30 min（严重污染时用1 000～5 000 mg/L）；0.2%过氧乙酸浸泡消毒20 min以上；3%过氧化氢浸泡消毒20 min以上。

（3）一般情况下无害的物品，只有当受到一定量致病菌污染时才造成危害的物品，仅直接或间接地和健康无损的皮肤相接触，一般可用低效消毒方法，或只做一般的清洁处理即可，仅在特殊情况下，才做特殊的消毒要求。如生活卫生用品和患者、医护人员生活和工作环境中的物品（毛巾、面盆、痰杯、地面、墙面、床面、被褥、桌面、餐具、茶具；一般诊疗用品如听诊器、血压计袖带等）。

消毒方法：地面应湿式清扫，保持清洁，当有血迹、体液等污染时，应及时用含氯消毒剂拖洗；拖洗工具使用后应消毒、洗净，再晾干。

## 二、常用消毒剂的应用

### （一）应用原则

（1）选择消毒剂的原则：

①根据物品污染后的危害程度选择：进入人体组织、无菌器官、血液或从血液中流过的医疗用品为高度危险性物品，必须选择灭菌剂；接触人体黏膜或破损皮肤的医疗用品为中度危险性物品，选择高、

中效消毒剂；仅和人体完整皮肤接触的物品为低度危险性物品，选择去污清洁剂或低效消毒剂（无病原微生物污染的环境和场所不必每天使用消毒剂消毒）。

②根据消毒物品的性质选择：消毒剂的种类繁多，用途和方法各不相同，杀菌能力和对物品的损害也有所不同。根据消毒物品的性质，选择消毒效果好、对物品损失小的消毒剂。

（2）根据使用说明书正确使用：阅读消毒剂使用说明书，了解其性能、使用范围、方法及注意事项。

（3）通常情况下需结合消毒对象、污染后危害性及物品性质选择：高危险性物品首选压力蒸汽灭菌法，不能压力灭菌的可以选择环氧乙烷或过氧化氢低温等离子灭菌法，化学消毒剂或灭菌剂是最后的选择。一般情况下，消毒剂浓度高、作用时间长，消毒效果增加，但对物品的损坏性也增加；相反，消毒剂浓度降低，作用时间短，消毒效果下降，对物品的损坏也较轻。

（4）加强监测，防止消毒剂及灭菌剂的再污染。

（5）充分考虑对消毒剂消毒灭菌效果的其他影响因素，如时间、温度、酸碱度、微生物污染程度、消毒剂的种类与穿透力等；尤其重视物品清洁程度对消毒灭菌效果的影响，确保物品在消毒灭菌前清洗符合要求。

（6）配置消毒液应使用量杯，根据要求进行配置。

**（二）常用消毒剂应用注意事项**

（1）消毒剂对人体有一定毒性和刺激性，对物品有损伤作用，大量频繁使用可污染环境，应严格按照说明书规定的剂量使用。

（2）掌握消毒剂的使用浓度及计算方法，加强配置的准确性；配置及使用时应注意个人防护，必要时戴防护眼镜、口罩和手套等。

（3）注意消毒剂的使用有效期，置于阴凉避光出保存。

（4）对易分解、易挥发的消毒剂，应控制购入及储存量。

（5）消毒剂仅用于物体及外环境的消毒处理，切忌内服，不能与口服药品混合摆放。消毒剂和药品应分开存放。

**（三）常用消毒剂的杀菌谱及影响因素**

（1）高水平消毒剂包括含氯消毒剂、过氧乙酸、二氧化氯、甲醛、戊二醛、次氯酸钠、稳定型过氧化氢、琥珀酸脱氢酶，能杀灭芽孢、分枝杆菌、病毒、真菌和细菌。其消毒效果与浓度、接触时间、温度、有机物的出现、pH 值、钙或镁的出现有关。

（2）中效消毒剂包括酚类衍生物、碘类、醇类和异丙醇类，能杀灭结核菌、病毒、真菌和细菌。其消毒效果与浓度、接触时间、温度、有机物的出现、pH 值、钙或镁的出现有关。

（3）低效消毒剂包括季胺类、双胍类，能杀灭细菌繁殖体（分枝杆菌除外）和亲脂病毒。其消毒效果与浓度、接触时间、温度、有机物的出现、pH 值、钙或镁的出现有关。

**（四）常用消毒剂的配置使用及注意事项**

1. 戊二醛灭菌剂

适用于医疗器械和耐湿忌热的精密仪器等的消毒与灭菌。灭菌使用常为 2% 的碱性戊二醛。

（1）使用方法：灭菌，2% 戊二醛加盖浸泡 10 h；消毒，2% 戊二醛加盖浸泡 20 ~ 45min。

（2）注意事项：

① pH 值为 7.05 ~ 8.5 时杀菌作用强。

②对碳钢制品有腐蚀性，金属器械及内镜消毒灭菌时需加防锈剂。

③对皮肤黏膜有刺激，可引起过敏性皮炎。

④器械消毒灭菌前须彻底清洗干净，干燥后再浸没于消毒液中，以免稀释失效并减少有机物对消毒剂的影响，保证足够的浓度和消毒灭菌时间。

⑤消毒或灭菌时必须加盖，器械使用前必须用无菌蒸馏水或无菌生理盐水冲洗干净残留物，灭菌容器每周灭菌 1 次，2 周更换消毒液或按消毒剂的说明执行；配制及使用过程中应加强消毒剂浓度检测，戊二醛浓度测试卡应在有效期内使用。

⑥打开戊二醛时，须注明开瓶时间及加入活化剂日期，活化后保存时间不能超过 2 周。超过时间，戊二醛聚合效果明显下降或无效。

⑦不能用于空气、皮肤和手的消毒。

2. "84" 消毒液或其他含氯消毒剂

高效消毒剂，有广谱、速效、低毒或无毒，对金属有腐蚀性，对织物有漂白作用，但受有机物影响很大，且水剂不稳定等特点。

（1）使用方法：

①浸泡法：对一般细菌繁殖体污染物品，用含有效氯 500 mg/L 的消毒液作用 10 min 以上；对分枝杆菌和致病性芽孢菌污染物品，用含有效氯 2 000 ～ 5 000 mg/L 的消毒液作用 30 min 以上。

②擦拭法：对大件不能用浸泡法消毒的物品，可用擦拭法。消毒液浓度和作用时间参见"浸泡法"。

③喷洒法：对一般物品表面，用含有效氯 500 ～ 1 000 mg/L 的消毒液均匀喷洒作用 30 min 以上；对芽孢和分枝杆菌污染的物品，用含有效氯 2 000 mg/L 的消毒液均匀喷洒，作用 60 min 以上。

（2）注意事项：

①不稳定，易挥发，应置于阴凉、干燥处密封保存。

②配置使用时应测定有效含氯量，并现配现用。

③浸泡消毒物品时应将待消毒物品浸没于消毒液内，加盖，且在有效期内使用。

④消毒剂有腐蚀、漂白、脱色、损坏的作用，不应做有色织物的消毒。

⑤浓度高对皮肤、黏膜有刺激性和氯臭味，配置时应戴口罩和手套。

⑥有机物可消耗消毒剂中有效氯，降低其杀菌作用，应提高使用浓度或延长作用时间。

⑦其他含氯消毒剂按照说明使用。

3. 过氧乙酸灭菌剂，原液浓度 16% ～ 20%

（1）使用方法：

①浸泡法：一般污染用 0.05% 过氧乙酸作用 30 min；细菌芽孢用 1% 消毒浸泡 5 min，灭菌 30 min；对病毒和结核杆菌 0.5% 作用 30 min。

②擦拭法：对大件不能用浸泡法消毒的物品，可用擦拭法。消毒液浓度和作用时间参见"浸泡法"。

③喷洒法：对一般物品表面，用 0.2% ～ 0.4%，作用 30 ～ 60 min 以上。

④熏蒸法：按 1 ～ 3 g/m³ 计算，当室温在 20℃，相对湿度 70% ～ 90% 时，对细菌繁殖体用 1 g/m³，熏蒸 60 min；对细菌芽孢用量为 3g/m³，熏蒸 90 min，

⑤空气消毒：房屋密闭后，用 15% 过氧乙酸原液 7 mL/m³ 或 1 g/m³，置于瓷或玻璃器皿中加热蒸发消毒 2 h，即可开窗通风；或以 2% 过氧乙酸溶液 8 mL/m³，气溶胶喷雾消毒，作用 30 ～ 60min。

（2）注意事项：

①原液浓度低于 12% 时禁止使用。

②易挥发，注意阴凉保存，开瓶后，每放置保存 1 个月，浓度减少 3%。

③谨防溅入眼内或皮肤黏膜上，一旦溅入，立即清水冲洗。

④对金属有腐蚀性，对织物有漂白作用，消毒后立即用清水冲洗干净。

⑤配置溶液时，忌与碱性或有机物混合；注意有效期，稀释液现配现用。

4. 络合碘

中效消毒剂，有效碘含量为 5 000 ～ 5 500 mg/L。主要用于皮肤黏膜的消毒。

（1）使用方法：

①外科手术及注射部位皮肤消毒为原液，涂擦 2 次，作用 5 min，待干后才能操作。

②口腔黏膜消毒为 500 mg/L 涂擦，作用 5 min。

③阴道黏膜消毒 250 mg/L 涂擦，作用 5 min。

④烧伤创伤消毒 250 ～ 500 mg/L 涂擦，作用 5min。

（2）注意事项：

①避光、阴凉、防潮、密封保存，若受热高于40℃时，即分解碘蒸气而使之失效。

②对二价金属制品有腐蚀性，不应作相应金属制品的消毒。

③碘过敏者忌用。

5. 酒精

中效消毒剂，用于消毒其含量为75%。主要用于皮肤消毒。

注意事项：

（1）易燃，忌明火。

（2）必须使用医用酒精，严禁使用工业酒精。

（3）注明有效期。

6. 过氧化氢

高效消毒剂，临床上使用消毒浓度为3%。主要用于外科伤口清洗消毒、口腔含漱及空气消毒。

（1）使用方法：

①浸泡法：物品浸没于3%过氧化氢容器中，加盖，浸泡30 min。

②擦拭法：对大件不能用浸泡法消毒的物品，可用擦拭法。消毒液浓度和作用时间参见"浸泡法"。

③其他方法：用1%过氧化氢漱口，用3%过氧化氢冲洗伤口。

（2）注意事项：

①通风阴凉保存，用前应测有效含量。

②稳定性差，现配现用；稀释时忌与还原剂、碱、碘化物等强氧化剂混合。

③对金属有腐蚀性，对织物有漂白作用。

④使用浓溶液时，谨防溅入眼内及皮肤黏膜上；一旦溅入，立即用清水冲洗。

⑤消毒被血液、脓液污染的物品时，需适当延长时间。

7. 速效手消毒剂

为0.5% ~ 4%洗必泰 - 酒精，用于外科手消毒、工作和生活中的卫生手消毒。

（1）使用方法：

①接连进行检查、治疗和护理患者时用本品原液3 mL置于掌心，两手涂擦1 min晾干。

②外科洗手完毕后，用5 ~ 10 mL原液置于掌心，两手涂擦手和前臂3 min。晾干后带上无菌手套。

③日常工作后的手消毒：先用抑菌液或皂液揉搓双手，冲净后，将3 mL原液置于掌心，揉搓1 min。

（2）注意事项：

①本品为外用消毒剂，不得口服，入眼。

②本品含有酒精，对伤口、黏膜有一定的刺激性。

③洗手后，必须将抑菌液或皂液冲净后再使用本品消毒。

④置于阴凉、通风处保存；有效期12 ~ 24 h。详见产品说明书。

# 第二节　洗手、刷手技术

## 一、基本概念

（1）外科刷手术：指手术人员通过机械刷洗和化学药物作用以去除并杀灭手部皮肤表面上的污垢和附着的细菌，从而达到消毒手的目的。

（2）外科手消毒：指用消毒剂清除或杀灭手部及上肢暂居菌和减少常居菌的过程。

（3）常居菌：也称固有性细菌，能从大部分人的皮肤上分离出来的微生物，是皮肤上持久的微生物。这种微生物是寄居在皮肤上持久的固有的寄居者，不易被机械的摩擦清除。如凝固酶阴性葡萄球菌、棒状杆菌类、丙酸菌属、不动杆菌属等。

（4）暂居菌：也称污染菌或过客菌丛，寄居在皮肤表层，是常规洗手很容易被清除的微生物。接触患者或被污染的物体表面可获得，可随时通过手传播。

## 二、刷手前的准备

（1）穿洗手衣裤、隔离鞋，最好脱去本人衣衫；如未脱者，衣领衣袖应卷入洗手衣内，不可外露。

（2）戴口罩、帽子，头发、口鼻不外露。轻度上呼吸道感染者戴双层口罩，严重者不可参加手术。

（3）剪短指甲（水平观指腹不露指甲为度），去除饰物，双手及前臂无疖肿和破溃。

（4）用肥皂或洗手液洗手，清除手上污垢。常用刷手液及使用方法见表5-1。

表5-1　常用刷手液及使用方法

| 刷手液 | 消毒液 | 机械刷手（次/min） | 浸泡时间（min） | 涂擦 | 特点 |
| --- | --- | --- | --- | --- | --- |
| 2%肥皂液 | 75%酒精 | 3/10 | 5 | 2 | 偶有过敏现象，耗时，对皮肤有刺激、着色重 |
| 0.5%碘伏 | | 2/5 | | | |
| 氯己定5醇洗手液 | – | 1/3 | – | 1 | 偶有过敏现象，快捷 |

由于肥皂液在存放过程中容易滋生微生物，加上刷手时间长、繁琐等原因，逐渐被淘汰。目前市售的氯己定—醇洗手液最大的特点是方便、快捷，容器多为一次性使用，不易受细菌污染，有的还具有芳香味及护肤作用等特点，已广泛应用于手的刷洗和消毒。

## 三、外科刷手法

外科刷手方法分3个步骤：机械刷洗、擦拭水迹、手的消毒。下面介绍氯己定–醇洗手液刷手法。

### （一）机械刷洗与消毒

1. 刷手方法

（1）取消毒毛刷。

（2）用毛刷取洗手液5～10 mL，刷洗手及上臂。顺序为：指尖→指蹼→甲沟→指缝→手腕→前臂→肘部→上臂。刷手时稍用力，速度稍快。范围包括双手、前臂、肘关节上10 cm（上臂下1/3～1/2）处的皮肤，时间约3 min。

（3）刷手毕，用流动水冲洗泡沫。冲洗时，双手抬高，让水从手、臂至肘部方向淋下，手不要放在最低位，避免臂部的水流向手部，造成污染。

现部分医院采用的是七步揉搓洗手法，先用流动水弄湿双手。取适量洗手液，揉搓双手。方法为：第一步是掌心擦掌心；第二步是手指交叉，掌心擦掌心；第三步是手指交叉，掌心擦掌心，两手互换；第四步是两手互握，互擦指背；第五步是指尖摩擦掌心，两手互换；第六步是拇指在掌心转动，两手互换；第七步是手指握腕部摩擦旋转向上至上臂下1/3～1/2。手朝上，肘朝下冲洗双手。按此方法洗3遍，时间不少于10 min。

2. 擦拭手臂

用灭菌毛巾或一次性纸巾依次擦干手、臂、肘。擦拭时，先擦双手，然后将毛巾折成三角形，搭在一侧手背上，对侧手持住毛巾的两个角，由手向肘顺势移动，擦去水迹，不得回擦；擦对侧时，将毛巾翻转，方法相同。见图5-1。

3. 消毒手臂

取消毒液按七步洗手法揉擦双手至上臂下1/3～1/2，待药液自行挥发至干燥，达到消毒目的。

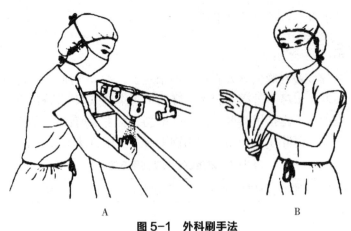

图 5-1　外科刷手法

A. 洗手；B. 擦手

**（二）注意事项**

（1）修剪指甲，指甲长度不得超过 0.1 cm。

（2）用洗手液清洗双手一定要冲洗、擦干后，方能取手消毒液。

（3）刷洗后手、臂、肘部不可碰及他物，如误触他物，视为污染，必须重新刷洗消毒。

（4）采用肥皂刷手、酒精浸泡时，刷手的毛刷可不换，但每次冲洗时必须洗净刷子上原有的肥皂液。

（5）采用酒精浸泡手臂时，手臂不可触碰桶口，每周需测定桶内酒精浓度 1 次。

（6）刷子最好选用耐高温的毛刷，用后彻底清洗、晾干，然后采用高压或煮沸消毒。

## 四、连台手术的洗手原则

当进行无菌手术后的连台手术时，若脱去手术衣、手套后手未沾染血迹、未被污染，直接用消毒液涂抹 1 次即可。当进行感染手术后的连台手术时，脱去手术衣、手套，更换口罩、帽子后，必须重新刷手和消毒。

## 第三节　穿手术衣、戴无菌手套、无菌桌铺置原则、方法

### 一、穿手术衣

常用的无菌手术衣有两种：一种是对开式手术衣；另一种是折叠式手术衣。它们的穿法不同，无菌范围也不相同。

**（一）对开式手术衣穿法**

（1）手消毒后，取无菌手术衣，选择较宽敞的空间，手持衣领面向无菌区轻轻抖开。

（2）将手术衣轻抛向上的同时，顺势将双手和前臂伸入衣袖内，并向前平行伸展。

（3）巡回护士在其身后协助向后拉衣、系带，然后在手术衣的下摆稍用力拉平，轻推穿衣者的腰背部提示穿衣完毕。见图 5-2。

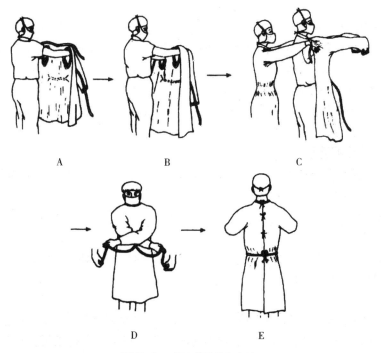

**图 5-2　对开式手术衣穿法**

（4）手术衣无菌区域为：肩以下，腰以上的胸前、双手、前臂，腋中线的侧胸。

**（二）折叠式手术衣穿法**

（1）（2）同"对开式手术衣穿法"。

（3）巡回护士在其身后系好颈部、背部内侧系带。

（4）戴无菌手套。

（5）戴无菌手套将前襟的腰带递给已戴好手套的手术医生，或由巡回护士用无菌持物钳夹持腰带绕穿衣者一周后交给穿衣者自行系于腰间。

（6）无菌区域为：肩以下，腰以上的胸前、双手、前臂、左右腋中线内，后背为相对无菌区。见图5-3。

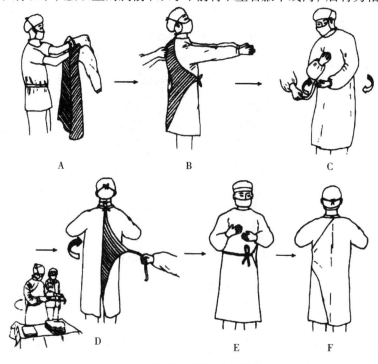

**图 5-3　折叠式手术衣穿法**

**（三）注意事项**

（1）穿手术衣必须在手术间进行，四周有足够的空间，穿衣者面向无菌区。

（2）穿衣时，不要让手术衣触及地面或周围的人或物，若不慎接触，应立即更换。巡回护士向后拉衣领、衣袖时，双手均不可触及手术衣外面。

（3）穿折叠式手术衣时，穿衣人员必须戴好手套，方可接触腰带。

（4）穿好手术衣、戴好手套，在等待手术开始前，应将双手放在手术衣胸前的夹层或双手互握置于胸前，不可高于肩低于腰，或双手交叉放于腋下。

**（四）连台手术衣的更换方法**

进行连台手术时，手术人员应洗净手套上的血迹，然后由巡回护士松解背部系带，先后脱去手术衣及手套。脱手术衣时注意保持双手不被污染，否则必须重新刷手消毒。

**（五）脱手术衣的方法**

1. 他人帮助脱衣法

脱衣者双手向前微屈肘，巡回护士面对脱衣者，握住衣领将手术衣向肘部、手的方向顺势翻转、扯脱。此时手套的腕部正好翻于手上。见图5-4。

2. 个人脱衣法

脱衣者左手抓住右肩手术衣外面，自上拉下，使衣袖由里向外翻。同样方法拉下左肩，然后脱下手术衣，并使衣里外翻，保护手臂、洗手衣裤不被手术衣外面所污染，将手术衣扔于污物袋内。见图5-5。

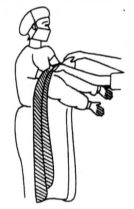

**图5-4　他人帮助脱衣法**

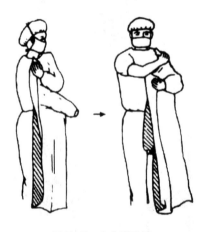

**图5-5　个人脱衣法**

## 二、戴手套

由于手的刷洗消毒仅能去除、杀灭皮肤表面的暂居菌，对深部常驻菌无效。在手术过程中，皮肤深部的细菌会随术者汗液带到手的表面。因此，参加手术的人员必须戴手套。

**（一）戴手套的方法**

1. 术者戴手套法

（1）先穿手术衣，后戴手套。

（2）打开手套包布，显露手套，将滑石粉打开，轻轻擦于手的表面。

（3）右手持住手套返折部（手套的内面），移向手套包布中央后取出，避免污染。

（4）戴左手，右手持住手套返折部，对准手套五指，插入左手。

（5）戴右手，左手指插入右手套的返折部内面（手套的外面）托住手套，插入右手。

（6）将返折部分向上翻，盖住手术衣袖口。见图5-6。

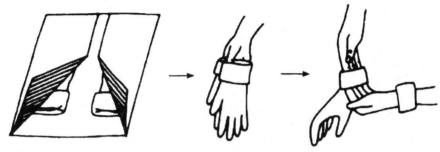

图5-6　术者戴手套法

2. 协助术者戴手套法

（1）洗手护士双手手指（拇指除外）插入手套返折口内面的两端，四指用力稍向外拉出，手套拇指朝外上，小指朝内下，呈外"八"字形，扩大手套入口，有利于术者穿戴。

（2）术者左手对准手套，五指向下，护士向上提。同法戴右手。

（3）术者自行将手套返折翻转压住手术衣袖口。见图5-7。

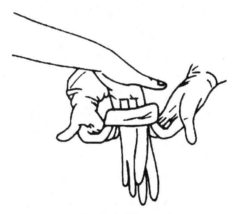

图5-7　协助术者戴手套法

**（二）注意事项**

（1）持手套时，手稍向前伸，不要紧贴手术衣。

（2）戴手套时，未戴手套的手不可触及手套外面，已戴手套的手不可触及手套内面。

（3）戴好手套后，应将翻边的手套口翻转过来压住袖口，不可将腕部裸露；翻转时，戴手套的手指不可触及皮肤。

（4）若戴手套时使用了滑石粉，应在参加手术前用无菌盐水冲洗手套上的滑石粉。

（5）协助术者戴手套时，洗手护士应戴好手套，并避免触及术者皮肤。

**（三）连台手术脱手套法**

先脱去手术衣，将戴手套的右手插入左手手套外面脱去手套，注意手套不可触及左手皮肤，然后左手拇指伸入右手鱼际肌之间，向下脱去右手手套。此时注意右手不可触及手套外面，以确保手不被手套外面的细菌污染。脱去手套后，双手需重新消毒或刷洗消毒后方可参加下一台手术。见图5-8。

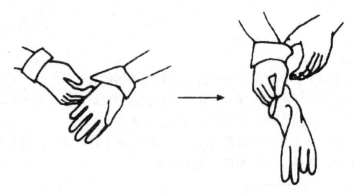

图 5-8　连台手术脱手套法

## 三、无菌桌铺置原则、方法

手术器械桌要求结构简单、坚固、轻便及易于清洁灭菌，有轮可推动。手术桌一般分为大、小两种。大号器械桌长 110 cm，宽 60 cm，高 90 cm（颅脑手术桌高 120 cm）。小号器械桌长 80 cm，宽 40 cm，高 90 cm。准备无菌桌时，应根据手术的性质及范围，选择不同规格的器械桌。

无菌桌选择清洁、干燥、平整、规格合适的器械桌，然后铺上无菌巾 4 ~ 6 层，即可在其上面摆置各种无菌物品及器械。

### （一）铺无菌桌的步骤

（1）巡回护士将器械包放于器械桌上，用手打开包布（双层无菌巾），只接触包布的外面，由里向外展开，保持手臂不穿过无菌区。

（2）无洗手护士时，由巡回护士用无菌持物钳打开器械布或由洗手护士穿好手术衣、戴好无菌手套再打开，先打开近侧，后打开对侧，器械布四周应下垂 30 cm。

（3）洗手护士将器械按使用先后次序及类别排列整齐放在无菌桌上。

### （二）铺无菌桌的注意事项

（1）无菌桌应在手术开台前铺妥。

（2）备用（第二、第三接台手术）无菌桌所需用物。

（3）铺无菌桌的无菌单应下垂桌缘下 30 cm 以上，周围的距离要均匀。桌缘下应视为污染区。

（4）未穿无菌手术衣及戴无菌手套者，手不得穿过无菌区及接触无菌包内的一切物品。

### （三）使用无菌桌原则

（1）铺好备用的无菌桌超过 4 h 不能再用。

（2）参加手术人员双手不得扶持无菌桌的边缘：因桌缘平面以下不能长时间保持无菌状态，应视为有菌区。

（3）凡垂落桌缘平面以下物品，必须重新更换。

（4）术中污染的器械、用物不能放回原处：如术中接触胃肠道等污染的器械应放于弯盘等容器内，勿与其他器械接触。

（5）如有水或血渗湿者，应及时加盖无菌巾以保持无菌效果。

（6）手术开始后该无菌桌仅对此手术患者是无菌的，而对其他患者使用无菌物品，则属于污染的。

（7）洗手护士应及时清理无菌桌上器械及用物，以保持无菌桌清洁、整齐、有序，并及时供应手术人员所需的器械及物品。

（8）托盘：为高低可调之长方形托盘。横置于患者适当部位之上，按手术需要放 1 ~ 3 个，如为胸部手术，则托盘横过骨盆部位；颈部手术，则置于头部以上。在手术准备时摆好位置，以后用双层手术单盖好，其上放手术巾，为手术时放置器械用品之用。

# 第六章

## 呼吸系统疾病的护理

### 第一节　慢性阻塞性肺疾病

慢性阻塞性肺疾病（chronic obstructive pulmonary disease，COPD）简称慢阻肺，是以气流受限为特征的肺部疾病，其气流受限多呈进行性发展。慢阻肺主要累及肺部，与肺对有害气体或有害颗粒的异常炎症反应有关。一些已知病因或具有特征性病理表现的气流受限疾病，如支气管扩张症、肺结核、弥漫性泛细支气管炎和闭塞性细支气管炎等均不属于慢阻肺。

慢阻肺是一种严重危害人类健康的常见病、多发病，严重影响患者的生命质量，病死率较高，给患者、家庭以及社会带来沉重的经济负担。我国对 7 个地区 20 245 名成年人进行调查，结果显示 40 岁以上人群中慢阻肺的患病率高达 8.2%。据"全球疾病负担研究项目（The Global Burden of Disease Study）"估计，2020 年慢阻肺将位居全球死亡原因的第 3 位。世界银行和世界卫生组织的资料表明，至 2020 年慢阻肺将位居世界疾病经济负担的第 5 位。

## 一、病因

慢阻肺确切的病因不清楚。

### （一）吸烟

吸烟是慢阻肺最常见危险因素。烟草中含尼古丁、焦油和氢氰酸等化学物质，可以损伤气道上皮细胞，使纤毛运动减退和巨噬细胞吞噬功能降低；支气管黏液腺肥大，杯状细胞增生，黏液分泌增多，使气道净化能力下降；支气管黏膜充血水肿，黏液积聚，容易继发感染，慢性炎症及吸烟刺激黏膜下感受器，使副交感神经功能亢进，引起支气管平滑肌收缩，气流受限，烟草、烟雾还可使氧自由基产生增多，诱导中性粒细胞释放蛋白酶，抑制抗蛋白酶系统，破坏肺弹力纤维，诱发肺气肿形成。国外较多流行病学研究结果表明，吸烟人群肺功能异常的发生率与不吸烟人群相比明显升高。吸烟年龄越早，吸烟量越大，则发病率越高。

### （二）职业性粉尘和化学物质

当职业性粉尘（二氧化硅、煤尘、棉尘等）及化学物质（烟雾、过敏源、工业废气和室内空气污染等）的浓度过大或接触时间过久，均可导致慢阻肺的发生。接触某些特殊物质、刺激性物质、有机粉尘及过敏源也可使气道反应性增加。

### （三）空气污染

空气中的二氧化硫、二氧化氮、氯及臭氧等，为细菌感染创造条件。氯、氧化氮和二氧化硫等化学气体对气管黏膜有刺激和细胞毒性作用。空气中的烟尘或二氧化硫明显增加时，慢阻肺急性发作显著增多。其他粉尘也刺激支气管黏膜，使气道清除功能遭受损害，为细菌入侵创造了条件。

### （四）生物燃料烟雾

生物燃料是指柴草、木头、木炭、庄稼秆和动物粪便等，其烟雾的主要有害成分包括碳氧化物、氮氧化物、硫氧化物和未燃烧完全的碳氢化合物颗粒与多环有机化合物等。使用生物燃料烹饪时产生的大量烟雾可能是不吸烟妇女发生慢阻肺的重要原因。生物燃料所产生的室内空气污染与吸烟具有协同作用。

### （五）感染

呼吸道感染是慢阻肺发病和加剧的另一个重要因素，病毒和（或）细菌感染是慢阻肺急性加重的常见原因。儿童期重度下呼吸道感染与成年时肺功能降低、呼吸系统症状的发生有关。

### （六）蛋白酶 – 抗蛋白酶失衡

蛋白水解酶对组织有损伤、破坏作用；抗蛋白酶对弹性蛋白酶等多种蛋白酶具有抑制功能，其中 $\alpha_1$- 抗胰蛋白酶（$\alpha_1$-AT）是活性最强的一种，蛋白酶和抗蛋白酶维持平衡是保证肺组织正常结构免受损伤和破坏的主要因素，蛋白酶增多或抗蛋白酶不足均可导致组织结构破坏产生肺气肿。

### （七）氧化应激

慢阻肺患者肺部氧化剂来源分内源性和外源性两种。内源性主要为巨噬细胞和中性粒细胞等炎症细胞释放的氧自由基，外源性主要是烟雾和空气污染。氧化物可持续损害细胞膜，引起抗蛋白酶失活、黏液过度分泌，促进炎症反应等。

### （八）社会经济地位

慢阻肺的发病与患者的社会经济地位相关，室内外空气污染程度不同、营养状况等与社会经济地位的差异也许有一定内在联系。低体重指数也与慢阻肺的发病有关，体重指数越低，慢阻肺的患病率越高。吸烟和体重指数对慢阻肺存在交互作用。

### （九）其他

如自主神经功能失调、呼吸道防御功能及免疫力降低、气温变化、营养不良等都可能参与慢阻肺的发生、发展。

## 二、病理生理

慢阻肺的病理改变主要表现为慢性支气管炎及肺气肿的病理变化。支气管黏膜上皮细胞变性、坏死、溃疡形成，纤毛倒伏、变短、不齐、粘连、部分脱落，缓解期黏膜上皮修复、增生，鳞状上皮化生、肉芽肿形成，杯状细胞数目增多、肥大、分泌亢进，腔内分泌物潴留，基底膜变厚、坏死，支气管腺体增生、肥大，腺体肥厚与支气管壁厚度比值常大于 $0.55 \sim 0.79$（正常值为 0.4 以下）。

各级支气管壁有各类炎症细胞浸润，以浆细胞、淋巴细胞为主，急性发作期可见到大量中性粒细胞，严重者为化脓性炎症，黏膜充血、水肿、变性坏死和溃疡形成，基底部肉芽组织和机化纤维组织增生导致管腔狭窄，炎症导致气道壁的损伤和修复过程反复循环发生，修复过程导致气道壁的结构重塑，胶原含量增加及瘢痕形成，这些病理改变是慢阻肺气流受限的主要病理基础之一。

肺气肿的病理改变可见肺过度膨胀，弹性减退，外观灰白或苍白，表面可见多个大小不一的大泡，镜检见肺泡壁变薄，肺泡腔扩大，破裂或形成大泡，血液供应减少，弹力纤维网破坏，细支气管壁有炎症细胞浸润，管壁黏液腺及杯状细胞增生、肥大，纤毛上皮破损，纤毛减少，有的管腔纤细狭窄或扭曲扩张，管腔内有痰液存留，细支气管的血管内膜可增厚或管腔闭塞，按累及肺小叶的部位，可将阻塞性肺气肿分为小叶中央型、全小叶型及介于两者之间的混合型三类，其中以小叶中央型为多见，小叶中央型是由于终末细支气管或一级呼吸性细支气管炎症导致管腔狭窄，其远端的二级呼吸性细支气管呈囊状扩张，其特点是囊状扩张的呼吸性细支气管位于二级小叶的中央区，全小叶型是呼吸性细支气管狭窄引起所属终末肺组织，即肺泡管 – 肺泡囊及肺泡的扩张。其特点是气肿囊腔较小，遍布于肺小叶内，有时两种类型同时存在于一个肺内，称为混合型肺气肿，多在小叶中央型基础上，并发小叶周边区肺组织膨胀。

在慢阻肺的肺部病理学改变基础上，出现相应的慢阻肺特征性病理生理学改变，包括黏液高分泌、纤毛功能失调、小气道炎症、纤维化及管腔内渗出、气流受限和气体陷闭引起的肺过度充气、气体交换异常、肺动脉高压和肺心病，以及全身的不良效应。黏液高分泌和纤毛功能失调导致慢性咳嗽和多痰，这些症状可出现在其他症状和病理生理异常发生之前。肺泡附着的破坏使小气道维持开放能力受损，这在气流受限的发生中也有一定的作用。

随着慢阻肺的进展，外周气道阻塞、肺实质破坏和肺血管异常等降低了肺气体交换能力，产生低氧血症，并可出现高碳酸血症。长期慢性缺氧可导致肺血管广泛收缩和肺动脉高压，常伴有血管内膜增生，某些血管发生纤维化和闭塞，导致肺循环的结构重组。慢阻肺晚期出现肺动脉高压，进而产生慢性肺源性心脏病及心力衰竭，提示预后不良。

慢阻肺可以导致全身不良效应，包括全身炎症反应和骨骼肌功能不良，并促进或加重并发症的发生等，全身炎症表现有全身氧化负荷异常增高、循环血液中促炎症细胞因子浓度异常增高及炎症细胞异常活化等，骨骼肌功能不良表现为骨骼肌重量逐渐减轻等。慢阻肺的全身不良效应可使患者的活动能力受限加剧，生命质量下降，预后变差，因此它具有重要的临床意义。

## 三、临床表现

### （一）症状

1. 慢性咳嗽

通常为首发症状，初起咳嗽呈间歇性，晨间起床时咳嗽明显。以后早晚或整日均有咳嗽，但夜间咳嗽并不显著，少数病例咳嗽不伴有咳痰，也有少数病例虽有明显气流受限但无咳嗽症状。

2. 咳痰

一般为白色黏液或浆液性泡沫样痰，偶可带血丝，清晨排痰较多，急性发作期痰量增多，可有脓性痰。

3. 气短或呼吸困难

早期仅在劳动、上楼或爬坡时出现，后逐渐加重，晚期在穿衣、洗漱、进食等日常活动甚至休息时也感到气短，是慢阻肺的标志性症状。

4. 喘息和胸闷

部分患者特别是重度患者或急性加重时出现喘息。

5. 其他

晚期患者常见体重下降、营养不良、食欲减退等。

### （二）体征

早期可无异常体征，随疾病进展出现以下体征。

1. 视诊

桶状胸，呼吸变浅，频率增快，严重者可有缩唇呼吸等。

2. 触诊

双侧语颤减弱或消失。

3. 叩诊

过清音，心浊音界缩小，肺肝界降低。

4. 听诊

双肺呼吸音可减低，呼气延长，可闻及干啰音，双肺底或其他肺野可闻及湿啰音，心音遥远，剑突部心音较清晰、响亮。

### （三）病史

1. 危险因素

吸烟史、职业性或环境有害物质接触史。

2. 既往史

包括哮喘史、过敏史、儿童时期呼吸道感染及其他呼吸系统疾病。

3. 家族史

慢阻肺有家族聚集倾向。

4. 发病年龄和好发季节

多于中年以后发病，症状好发于秋冬、寒冷季节，常有反复呼吸道感染及急性加重史，随着病情进展，急性加重愈渐频繁。

5. 并发症

心脏病、骨质疏松、骨骼肌肉疾病和肺癌等。

6. 慢阻肺对患者生命质量的影响

多为活动能力受限、劳动力丧失、抑郁和焦虑等。

7. 慢性肺源性心脏病史

慢阻肺后期出现低氧血症和（或）高碳酸血症，可合并慢性肺源性心脏病和右心衰竭。

### （四）慢阻肺的病程分期

1. 急性加重期

呼吸道症状超过日常变异范围的持续恶化，需改变药物治疗方案，在疾病过程中，常有短期内咳嗽、咳痰、气短和（或）喘息加重，痰量增多，脓性或黏液脓性痰，可伴有发热等炎症明显加重的表现。

2. 稳定期

咳嗽、咳痰和气短等症状稳定或症状轻微，病情基本恢复到急性加重前的状态。

### （五）并发症

（1）慢性呼吸衰竭。

常在慢阻肺急性加重时发生，其症状明显加重，发生低氧血症和（或）高碳酸血症，可具有缺氧和二氧化碳潴留的临床表现。

（2）自发性气胸。

如有突然加重的呼吸困难，并伴有明显的发绀，患侧肺部叩诊为鼓音，听诊呼吸音减弱或消失，应考虑并发自发性气胸，通过 X 线检查可以确诊。

（3）慢性肺源性心脏病。

由于慢阻肺肺病变引起肺血管床减少及缺氧致肺动脉痉挛，血管重塑，导致肺动脉高压，右心室肥厚扩大，最终发生右心功能不全。

（4）胃溃疡。

（5）睡眠呼吸障碍。

（6）继发性红细胞增多症。

## 四、辅助检查

### （一）肺功能检查

判断有无气流受限，是诊断慢阻肺的"金标准"，对其严重程度评价、疾病进展、评估预后和治疗反应有重要意义。第一秒用力呼气容积占用力肺活量百分比（$FEV_1/FVC$）是评价气流受限的一项敏感指标，吸入支气管舒张剂后，$FEV_1/FVC < 70\%$ 并排除其他疾病引起的气流受限即可确诊。肺总量（TLC）、功能残气量（FRC）和残气量（RV）增高，肺活量（VC）降低，表明肺过度充气。

### （二）胸部 X 线检查

X 线检查对确定肺部并发症及其与其他疾病（如肺间质纤维化、肺结核等）的鉴别具有重要意义。慢阻肺早期 X 线胸片可无明显变化，以后出现肺纹理增多和紊乱等非特征性改变。慢阻肺主要 X 线征象为肺过度充气，表现为肺容积增大，胸腔前后径增长，肋骨走向变平，肺野透亮度增高，横膈位置低平，心脏悬垂狭长，肺门血管纹理呈残根状，肺野外周血管纹理纤细、稀少等，有时可见肺大疱形成。慢阻肺并发肺动脉高压和肺源性心脏病时，除右心增大的 X 线特征外，还可有肺动脉圆锥膨隆，肺门血管影扩大及右下肺动脉增宽等。

### （三）胸部 CT 检查

CT 检查不作为慢阻肺的常规检查，高分辨率 CT 对有疑问病例的鉴别诊断有一定意义。

### （四）动脉血气分析

早期无异常，晚期可出现低氧血症、高碳酸血症、酸碱平衡失调以及呼吸衰竭等改变。

## （五）其他

慢阻肺的急性加重常因微生物感染诱发，当合并细菌感染时，血白细胞计数增高，中性粒细胞核左移，痰细菌培养可检出病原菌；常见病原菌为肺炎链球菌、流感嗜血杆菌、卡他莫拉菌等，病程较长，而且出现肺结构损伤者，易合并铜绿假单胞菌感染，长期吸入糖皮质激素者易合并真菌感染。

# 五、诊断

慢阻肺的诊断应根据临床表现、危险因素接触史、体征及实验室检查等资料，综合分析确定。任何有呼吸困难、慢性咳嗽或咳痰，且有暴露于危险因素病史的患者，临床上都需要考虑慢阻肺的诊断。诊断慢阻肺需要进行肺功能检查，吸入支气管舒张剂后 $FEV_1/FVC < 70\%$ 即可明确存在持续的气流受限，在排除了其他疾病后可确诊为慢阻肺。因此，持续存在的气流受限是诊断慢阻肺的必备条件。肺功能检查是诊断慢阻肺的"金标准"。凡具有吸烟史和（或）环境职业污染及生物燃料接触史，临床上有呼吸困难或咳嗽、咳痰病史者，均应进行肺功能检查。慢阻肺患者早期轻度气流受限时可有或无临床症状。胸部 X 线检查有助于确定肺过度充气的程度及其与其他肺部疾病的鉴别。

# 六、治疗

## （一）稳定期治疗

### 1. 教育与管理

劝导患者戒烟，这是减慢肺功能损害最有效的措施。对吸烟患者采取多种宣教措施，有条件者可以考虑使用辅助药物。减少职业性粉尘和化学物质吸入，对于从事接触职业粉尘的人群如煤矿、金属矿、棉纺织业、化工行业及某些机械加工等工作人员应做好劳动保护。

### 2. 支气管舒张药

这是现有控制慢阻肺症状的主要措施。

（1）抗胆碱能药。

这是慢阻肺常用的药物，主要品种为异丙托溴铵（ipratropium）气雾剂，雾化吸入，起效较沙丁胺醇慢，持续 6 ~ 8 h，每次 40 ~ 80 μg（每喷 20 μg），每天 3 ~ 4 次。

（2）β₂肾上腺素受体激动剂。

主要有沙丁胺醇（salbutamol）气雾剂，每次 100 ~ 200，μg（1 ~ 2 喷），雾化吸入，疗效持续 4 ~ 5 h，每 24 h 不超过 8 ~ 12 喷。特布他林（terbutaline）气雾剂亦有同样作用。

（3）茶碱类。

茶碱缓释或控释片，0.2 g，早、晚各一次；氨茶碱（aminophylline），0.1 g，每日 3 次。

### 3. 去痰药

对痰不易咳出者常用药物有盐酸氨溴索（ambroxol），30 mg，每日 3 次，或羧甲司坦（carbocisteine）0.5 g，每日 3 次。

### 4. 糖皮质激素

（略）

### 5. 长期家庭氧疗（LTOT）

对慢阻肺慢性呼吸衰竭者可提高生活质量和生存率。

LTOT 指征：① $PaO_2 \leq 55$ mmHg 或 $SaO_2 \leq 88\%$，有或没有高碳酸血症。② $PaO_2$ 55 ~ 60 mmHg，或 $SaO_2 < 89\%$，并有肺动脉高压、心力衰竭水肿或红细胞增多症（血细胞比容 > 0.55）。一般用鼻导管吸氧，氧流量为 1 ~ 2 L/min，吸氧时间 > 15 h/d。目的是使患者在静息状态下，达到 $PaO_2 \geq 60$ mmHg 和（或）使 $SaO_2$ 升至 90%。

### 6. 通气支持

无创通气已广泛用于极重度慢阻肺稳定期患者。无创通气联合长期氧疗对某些患者，尤其是在日间有明显高碳酸血症的患者或许有一定益处。无创通气可以改善生存率但不能改善生命质量。慢阻肺合并阻塞性睡眠呼吸暂停综合征的患者，应用持续正压通气在改善生存率和住院率方面有明确益处。

7. 康复治疗

康复治疗对进行性气流受限、严重呼吸困难而很少活动的慢阻肺患者，可以改善其活动能力，提高生命质量，这是慢阻肺患者一项重要的治疗措施。康复治疗包括呼吸生理治疗、肌肉训练、营养支持、精神治疗和教育等多方面措施。呼吸生理治疗包括帮助患者咳嗽，用力呼气以促进分泌物清除；使患者放松，进行缩唇呼吸及避免快速浅表呼吸，可帮助患者克服急性呼吸困难。肌肉训练有全身性运动和呼吸肌锻炼，前者包括步行、登楼梯、踏车等，后者有腹式呼吸锻炼等。营养支持的要求应达到理想体重，同时避免摄入高糖类和高热量饮食，以免产生过多二氧化碳。

**（二）急性加重期治疗**

（1）确定急性加重期的原因及病情严重程度。最多见的是细菌或病毒感染。

（2）根据病情严重程度决定门诊或住院治疗。病情严重的慢阻肺急性加重患者需要住院治疗。

①症状明显加重，如突然出现静息状况下呼吸困难。

②重度慢阻肺。

③出现新的体征或原有体征加重如发绀、意识改变和外周水肿。

④有严重的伴随疾病（如心力衰竭或新近发生的心律失常）。

⑤初始治疗方案失败。

⑥高龄。

⑦诊断不明确。

⑧院外治疗无效或条件欠佳。

（3）支气管舒张药。

药物同稳定期。有严重喘息症状者可给予较大剂量雾化吸入治疗，如应用沙丁胺醇 $500\mu g$ 或异丙托溴铵 $500\mu g$，或沙丁胺醇 $1000\mu g$ 加异丙托溴铵 $250\sim500\mu g$ 通过小型雾化吸入器给患者吸入治疗以缓解症状。

（4）控制性吸氧。

发生低氧血症者可鼻导管吸氧，或通过文丘里（Venturi）面罩吸氧。鼻导管给氧时，吸入的氧浓度与给氧流量有关，估算公式为吸入氧浓度（%）=21+4× 氧流量（L/min）。一般吸入氧浓度为28%～30%，应避免吸入氧浓度过高而引起二氧化碳潴留。

（5）抗生素。

当患者呼吸困难加重、咳嗽伴痰量增加、有脓性痰时，应根据患者所在地常见病原菌类型及药物敏感情况积极选用抗生素治疗。如给予 β 内酰胺类/β 内酰胺酶抑制剂，或给予第二代头孢菌素、大环内酯类或喹诺酮类。如门诊可用阿莫西林/克拉维酸、头孢唑肟 0.25 g，每日 3 次、头孢呋辛 0.5 g，每日 2 次、左氧氟沙星 0.2 g，每日 2 次、莫西沙星或加替沙星 0.4 g，每日 1 次；较重者可应用头孢曲松钠 2.0 g 加于生理盐水中静脉滴注，每日 1 次。住院患者可根据疾病严重程度和预计的病原菌更积极地给予抗生素，一般多静脉滴注给药。

（6）糖皮质激素。

对需住院治疗的急性加重期患者可考虑口服泼尼松龙 0～40 mg/d，也可静脉给予甲泼尼龙，连续 5～7 天。

（7）辅助治疗

在监测出入量和血电解质的情况下适当补充液体和电解质，注意维持液体和电解质平衡，注意补充营养，对不能进食者需经胃肠补充要素饮食或给予静脉高营养；对卧床、红细胞增多症或脱水的患者，无论是否有血栓栓塞性疾病史，均需考虑使用肝素或低分子肝素进行抗凝治疗。此外，还应注意痰液引流，积极排痰治疗（如刺激咳嗽、叩击胸部、体位引流和湿化气道等），识别及治疗并发症（如冠心病、糖尿病和高血压等）及其并发症（如休克、弥散性血管内凝血和上消化道出血等）。

（8）机械通气。

可通过无创或有创方式实施机械通气，无论何种方式都只是生命支持的一种手段，在此条件下，通过药物治疗消除慢阻肺急性加重的原因，使急性呼吸衰竭得到逆转。进行机械通气的患者应同时进行动脉血气监测。

①无创通气：根据病情需要可首选此方法，慢阻肺急性加重期患者应用无创通气可降低 $PaCO_2$，降低呼吸频率、呼吸困难程度，减少呼吸机相关肺炎等并发症和住院时间，更重要的是降低病死率和插管率。使用无创通气要掌握合理的操作方法，提高患者的依从性，避免漏气，通气压力应从低水平开始逐渐升至适当水平，还应采取其他有利于降低 $PaCO_2$ 的方法，提高无创通气效果。

②有创通气：在积极的药物和无创通气治疗后，患者的呼吸衰竭仍进行性恶化，出现危及生命的酸碱失衡和（或）意识改变时，宜用有创机械通气治疗，待病情好转后，可根据情况采用无创通气进行序贯治疗。

在决定终末期慢阻肺患者是否使用机械通气时，还需充分考虑到病情好转的可能性，患者本人及家属的意愿，以及强化治疗条件是否许可。使用最广泛的 3 种通气模式包括同步间歇指令通气（SIMV）、压力支持通气（PSV）和 SIMV 与 PSV 联合模式。由于慢阻肺患者广泛存在内源性呼气末正压，导致吸气功耗增加和人机不协调，因此，可常规加用适度的外源性呼气末正压，压力为内源性呼气末正压的 70% ~ 80%。慢阻肺患者的撤机过程可能会遇到困难，需设计和实施周密的撤机方案。无创通气也被用于帮助早期撤机，并取得初步的良好效果。

## 七、护理诊断／问题

1. 气体交换受损

与呼吸道阻塞、肺组织弹性降低、通气和换气功能障碍、分泌物过多有关。

2. 活动无耐力

与疲劳、呼吸困难、肺功能下降引起慢性缺氧及活动时供氧不足有关。

3. 清理呼吸道无效

与呼吸道分泌物增多且黏稠、支气管痉挛、气道湿度降低有关。

4. 营养失调：低于机体需要量

与呼吸道感染致消耗增加、摄入减少、食欲降低、痰液增多、呼吸困难有关。

5. 焦虑

与疾病呈慢性过程、病情逐渐加重、经济状况有关。

6. 潜在并发症

肺部感染、自发性气胸、呼吸衰竭。

## 八、护理措施

1. 病情观察

观察患者咳嗽、咳痰，呼吸困难的程度，密切观察痰液的颜色、性状、量，以及咳痰是否顺畅。监测水、电解质及酸碱平衡状况，进行动脉血气分析。

2. 休息与活动

病情缓解期间，根据患者活动能力，进行适当的锻炼，以患者不感到疲劳、不加重症状为宜。可进行床上运动、打太极、慢跑、散步等。保持室内合适的温湿度。

3. 氧疗护理

对呼吸困难伴低氧血症者，采用鼻导管低流量持续给氧，1 ~ 2 L/min，每天氧疗时间不少于 15 h。氧疗有效的指标：患者呼吸频率减慢、呼吸困难减轻、心率减慢、发绀减轻、活动耐力增加。

4. 用药护理

遵医嘱给予抗感染治疗，应用支气管舒张药物和去痰药，观察药物疗效和不良反应。

5. 保持呼吸道通畅

（1）体位引流。

目的：借重力作用使痰液顺体位引出，保持气道通畅。技巧：患者可取前倾或头低位，以 5 ~ 15 min 为宜，引流时护士协助叩击背部有助于排痰，极度衰弱、严重高血压、心力衰竭及意识不清等禁忌体位引流。

（2）有效咳嗽和排痰。

目的：避免无效咳嗽，减少体力消耗。技巧：患者取坐位或侧卧位，叩击者手背隆起，手掌中空，手指弯曲，由下向上，由外向内轻轻叩击背部以助排痰。不可在乳房、脊柱、裸露的皮肤等部位叩打。

6. 呼吸功能锻炼

（1）腹式或膈式呼吸法。

腹式呼吸法指呼吸时让腹部凸起，吐气时腹部凹入的呼吸法。患者可以选择立位、半卧或平卧位。两膝半屈或在膝下垫一个小枕头，使腹肌放松，两手分别放在前胸和上腹部，用鼻子缓慢吸气时，膈肌松弛，腹部的手有向上抬起的感觉，而胸部的手原位不动。呼气时腹肌收缩，腹部的手有下降感。患者可每天进行练习，每次做 8 ~ 10 次，每天训练 3 ~ 4 次为宜，逐渐养成平稳而缓慢的腹式呼吸习惯。需要注意的是，呼吸要深长而缓慢，尽量用鼻而不用口。训练腹式呼吸有助于增加通气量，降低呼吸频率，还可增加咳嗽、咳痰能力，缓解呼吸困难。

（2）缩唇呼气法。

缩唇呼气法就是以鼻吸气，缩唇呼气，即在呼气时，胸部前倾，口唇缩成吹口哨状，使气体通过缩窄的口缓缓呼出。吸气与呼气时间比例为 1：2 或 1：3。要尽量做到深吸慢呼，缩唇程度以不感到费力为适度。每分钟 7 ~ 8 次，每天锻炼两次，每次 10 ~ 20 min。目的是避免气道过早关闭，改善肺泡有效通气量。

（3）呼吸体操。

①单举呼吸：单手握拳并举起，举起时深吸气，放下时缓慢呼气（吸气：呼气 =1：2 或 1：3）或做缩唇呼吸。

②托天呼吸：双手握拳，有节奏地缓慢举起并放下，举起时吸气或呼气，放下时呼气或吸气。

③蹲站呼吸：双手自然放松，做下蹲动作同时吸气，站立时缓慢呼气。

（4）深呼吸训练。

深呼吸，就是胸腹式呼吸联合进行，可以排出肺内残气及其他代谢产物，吸入更多的新鲜空气，以供给各脏器所需的氧分，提高或改善脏器功能。深呼吸训练具体方法是，选择空气新鲜的地方，每日进行 2 ~ 3 次。胸腹式联合的深呼吸类似瑜伽运动中的呼吸操，深吸气时，先使腹部膨胀，然后使胸部膨胀，达到极限后，屏气几秒钟，逐渐呼出气体。呼气时，先收缩胸部，再收缩腹部，尽量排出肺内气体。反复进行吸气、呼气，每次 3 ~ 5 min。

7. 饮食护理

指导患者进高热量、高蛋白质、高维生素的软食，避免食用产气食物如豆类、土豆、胡萝卜、汽水等，避免食用易引起便秘的食物，如油煎食物、干果、坚果等，少量多餐；指导患者餐后不要平卧，有利于消化。患者便秘时，嘱其多饮水，多食纤维素多的食物和水果。提供良好的进餐环境，进食时半卧位，餐前、餐后漱口，以促进食欲。必要时静脉输液补充营养。

8. 心理护理

护理人员应主动与患者沟通，倾听患者的诉说、抱怨，关注患者心理状况，确认患者的焦虑程度。进行疾病相关知识的讲解，与患者及家属共同制定康复计划，增强患者战胜疾病的信心。指导患者缓解焦虑、分散注意力的方法，如外出散步、听轻音乐、做游戏、按摩，或培养 1 ~ 2 种兴趣、爱好等。

# 九、健康教育

1. 疾病知识指导

向患者及家属讲解慢阻肺相关知识，慢阻肺虽是不可逆的病变，但积极预防和治疗可减少急性发作，延缓病情，提高生命质量。指导患者避免各种可使病情加重的因素，劝导患者戒烟，避免粉尘和刺激性气体吸入，避免在通风不良的空间燃烧生物燃料，秋冬季节注射流感疫苗，避免到人群密集的地方，保持居室空气新鲜，发生上呼吸道感染时应积极治疗。

2. 饮食指导

向患者及家属宣传饮食治疗的意义和原则，鼓励患者进食，与患者及家属共同制定患者乐意接受的高维生素、高蛋白质、高热量的饮食计划。避免进食产气食物，以免腹部胀气，使膈肌上抬而影响肺部换气功能。做到少量多餐，避免进食引起便秘的食物。

3. 家庭氧疗

指导患者及家属家庭氧疗的方法，氧疗装置的清洁、消毒、更换等；注意用氧安全，做到四防"防火、防油、防热、防震"；了解氧疗的目的、必要性和注意事项。

4. 加强锻炼

根据自身情况选择适合自己的锻炼方式，如散步、慢跑、游泳、爬楼梯、爬山、打太极拳、跳舞，可通过做呼吸瑜伽、唱歌、吹口哨、吹笛子等进行肺功能锻炼。

5. 心理指导

指导患者保持心情舒畅，以积极的心态对待疾病，多进行有益身心愉悦的活动，以分散注意力，缓解焦虑。

6. 其他

教会患者自我监测病情的方法，告知患者出现气促、咳嗽、咳痰等症状明显或加重时，应及时就医，以防病情恶化。告知常用药物的正确使用方法，避免滥用药物。

# 第二节　肺炎

肺炎是指终末气道、肺泡和肺间质的炎症，可由病原微生物（细菌、病毒、真菌、寄生虫等）、理化因素（放射性损伤、化学物质、过敏反应等）等引起。

## 一、流行病学

尽管新的强效抗生素不断投入应用，但肺炎的发病率和病死率仍然很高，其原因可能有如下几点：病原体变迁；病原学诊断困难；不合理应用抗生素引起细菌耐药性增高；易感人群结构改变，如社会人口老龄化、吸烟人群的低龄化、医院获得性怖炎发病率增高、部分人群贫困化加剧等。老年人、伴有基础疾病或免疫功能低下者，如慢阻肺、应用免疫抑制剂、久病体衰、糖尿病、尿毒症、艾滋病等并发肺炎时病死率高。

## 二、病因与分类

以感染为最常见病因，如细菌、病毒、真菌、寄生虫等。还有理化因素、免疫损伤、过敏及药物等。

### （一）按病因分类

病因学分类对于肺炎的资料有决定性意义。

1. 细菌性肺炎

肺炎链球菌、金黄色葡萄球菌、甲型溶血性链球菌等需氧革兰阳性球菌；肺炎克雷白杆菌、流感嗜血杆菌、铜绿假单胞菌等需氧革兰阴性杆菌；棒状杆菌、梭形杆菌等厌氧杆菌。

2. 非典型病原体所致肺炎

支原体、军团菌和衣原体等。

3. 病毒性肺炎

甲型和乙型流感病毒、腺病毒、呼吸道合胞病毒、冠状病毒等。病毒侵入细支气管上皮引起细支气管炎，波及肺间质与肺泡可导致肺炎。病变吸收后可留有肺纤维化。

4. 真菌性肺炎

白念珠菌、曲菌、放射菌等。

5. 其他病原体所致肺炎

立克次体（如 Q 热立克次体）、弓形虫（如鼠弓形虫）、原虫（如卡氏肺囊虫）、寄生虫（如肺包虫、肺吸虫、肺血吸虫）等。

6. 理化因素所致的肺炎

放射性损伤引起的放射性肺炎，重者可发展为肺广泛纤维化。胃酸吸入引起的化学性肺炎；吸入刺激性气体、液体等化学物质，亦可引起化学性肺炎，重者出现呼吸衰竭。过敏源引起机体的变态反应或异常免疫反应时，也可出现轻重不一的呼吸系统症状。

### （二）按患病环境和宿主状态分类

由于病因学分类在技术及实施上有困难，而在不同环境和不同宿主所发生的肺炎病原体分布和临床表现有不同的特点，处理和预后也有差异。因此，按患病环境分类可协助肺炎的诊治，已广泛应用于临床。可以将肺炎分为如下几种。

1. 社区获得性肺炎（community acquired pneumonia，CAP）

也称院外肺炎，是指在医院外罹患的感染性肺实质炎症，包括有明确潜伏期的病原体感染而在入院后平均潜伏期内发病的肺炎。传播途径为吸入飞沫、空气或血源传播。致病菌中肺炎链球菌比例虽在下降，但仍为最主要的病原体；非典型病原体所占的比例在增加；耐药菌普遍。

2. 医院获得性肺炎（hospital acquired pneumonia HAP）

简称医院内肺炎，是指患者在入院时既不存在，也不处于潜伏期，而是在住院 48 h 后发生的感染，也包括出院后 48 h 内发生的肺炎。其中以呼吸机相关肺炎最为多见，治疗和预防较困难。误吸口咽部定植菌是 HAP 最主要的发病机制。常见病原体为肺炎链球菌、流感嗜血杆菌、金黄色葡萄球菌、铜绿假单胞菌、大肠杆菌、肺炎克雷白杆菌。除了医院，在老年护理院和慢性病护理院生活的人群肺炎易感性亦高，临床特征和病因学分布介于 CAP 和 HAP 之间，可按 HAP 处理。

### （三）按解剖分类

1. 大叶性肺炎（肺泡性肺炎）

病原体先在肺泡引起炎症，经肺泡间孔（Cohn 孔）向其他肺泡扩散，致使病变累及单个、多个肺叶或整个肺段。主要表现为肺实质炎症，通常不累及支气管，最常见的致病菌为肺炎链球菌。

2. 小叶性肺炎（支气管肺炎）

病变起于支气管或细支气管，继而累及终末细支气管和肺泡。病灶可融合成片状或大片状，密度深浅不一，且不受肺叶和肺段限制，区别于大叶性肺炎。致病菌多为肺炎链球菌、葡萄球菌、病毒、肺炎支原体以及军团菌等。

3. 间质性肺炎

以肺间质炎症为主，包括支气管壁、支气管周围间质组织及肺泡壁。由于病变在肺间质，所以呼吸道症状较轻，异常体征较少。致病菌多为细菌、支原体、衣原体、病毒或卡氏肺囊虫等引起 X 线检查通常表现为肺下部的不规则条索状阴影。

## 三、诊断要点

### （一）肺炎的诊断

根据症状、体征、实验室及胸部 X 线等检查可确定肺炎诊断。

1. 症状和体征

一般急性起病，典型表现为突然畏寒、发热，或先有短暂"上呼吸道感染"史，咳嗽、咳痰或原有呼吸道症状加重，并出现脓性痰或血痰，伴或不伴胸痛。触觉语颤增强，胸部病变区叩诊呈浊音或实音，听诊有肺泡呼吸音减弱，或管样呼吸音，消散期可听到湿啰音。

2. 实验室及其他检查

（1）胸部 X 线。

以肺泡浸润为主。呈肺叶、段分布的炎性浸润影，或呈片状或条索状影，密度不均匀，沿支气管分布。另外，也可见两肺弥漫性浸润影，伴空洞或大疱者。病变吸收与年龄、免疫状态和病原体有关，如超过 1 个月未完全吸收者，多与伴有慢性支气管炎、肺气肿等基础疾病有关。

（2）实验室检查。

①细菌性肺炎可见血白细胞计数和中性粒细胞增高，并有核左移，或细胞内见中毒颗粒。年老体弱、酗酒、免疫功能低下者白细胞计数可不增高，但中性粒细胞比例仍高。②病原学检查：痰涂片革兰染色有助于初步诊断，但易受咽喉部寄殖菌污染。为避免上呼吸道污染，应在漱口后取深部咳出的痰液送检，或经纤支镜取标本检查，结合细菌培养，诊断敏感性较高。必要时做血液、胸腔积液细菌培养，以明确诊断。

（3）血清学检查。

补体结合试验适用于衣原体感染。间接免疫荧光抗体检查多用于军团菌肺炎等。

**（二）评估严重程度**

如果肺炎诊断成立，评估病情的严重程度对于决定是在门诊还是入院甚至重症监护室治疗至关重要。肺炎的严重性取决于三个主要因素：局部炎症程度、肺部炎症的播散和全身炎症反应程度。此外，患者有以下危险因素会增加肺炎的严重程度和死亡危险：

1. 病史

年龄 65 岁以上；存在基础疾病或相关因素，如慢阻肺、糖尿病、慢性心脏病、肾衰竭、慢性肝病、一年内住过院、疑有误吸、神智异常、脾切除术、长期酗酒或营养不良。

2. 体征

呼吸频率 > 30 次 /min；脉搏 ≥ 120 次 /min；血压 < 90/60 mmHg；体温 ≥ 40℃或体温 ≤ 35 ℃；意识障碍；存在肺外感染病灶如脑膜炎，甚至败血症。

3. 实验室和影像学

血白细胞计数 > $20 \times 10^9$/L 或血白细胞计数 < $4 \times 10^9$ /L，或中性粒细胞计数 < $1 \times 10^9$/L；呼吸空气时 $PaO_2$ < 60 mmHg、氧合指数（$PaO_2/FiO_2$）< 300，或 $PaCO_2$ > 50 mmHg；血肌酐 > $10^6 \mu$ mol/L. 或血尿素氮 > 7.1 mmol/L；血红蛋白 < 90 g/L 或血细胞比容 < 0.30；血浆蛋白 < 25 g/L；感染中毒症或有弥散性血管内凝血的证据，如血培养阳性、代谢性酸中毒、凝血酶原时间和部分活动的凝血活酶时间延长、血小板减少；X 线胸片病变累及一个肺叶以上、出现空洞、病灶迅速扩散或出现胸腔积液。

许多国家制定了重症肺炎的诊断标准，虽有所不同，但均注重肺部病变的范围、器官灌注和氧合状态。我国制定的重症肺炎标准如下：①意识障碍；②呼吸频率 > 30 次 /min；③ $PaO_2$ < 60 mmHg、$PaO_2/FiO_2$ < 300，需行机械通气治疗；④血压 < 90/60 mmHg；⑤胸片显示双侧或多肺叶受累，或入院 48 h 内病变扩大 50% 以上；⑥少尿，尿量 < 20 mL/h，或尿量 < 80 mL/4 h 或急性肾衰竭需要透析治疗。

**（三）确定病原体**

明确病原体有助于临床治疗。最常见检测方法是痰标本涂片镜检和细菌培养，可帮助确定致病菌。但由于口咽部存在大量定植菌，经口咳痰的标本易受污染，必要时可经人工气道吸引或经纤维支气管镜通过防污染样本毛刷获取标本。有胸腔积液时应做培养。疑有菌血症时应采血做血培养。此外还可以通过血清学方法检测抗体以得出病原学诊断。

# 四、治疗要点

## （一）抗感染治疗

抗感染治疗是肺炎治疗的最主要环节。选用抗生素应遵循抗菌药物治疗原则，即对病原体给予针对性治疗；根据本地区肺炎病原体的流行病学资料，按社区获得性肺炎或医院感染肺炎选择抗生素进行经验性治疗，再根据病情演变和病原学检查结果进行调整。抗生素治疗后 48 ～ 72 h 应对病情进行评价，治疗有效表现为体温下降、症状改善、白细胞逐渐降低或恢复正常，而 X 线胸片病灶吸收较迟。

## （二）对症和支持治疗

包括去痰、降温、吸氧、维持水和电解质平衡、改善营养及加强机体免疫功能等治疗。

## （三）预防并及时处理并发症

肺炎球菌肺炎、葡萄球菌肺炎、革兰阴性杆菌肺炎等出现严重败血症或毒血症可并发感染性休克，应及时给予抗休克治疗。

# 五、鉴别诊断

## （一）肺结核

浸润性肺结核与轻型肺炎相似，但前者发病缓慢，中毒症状相对较轻，可反复咯血，病灶常位于肺尖，X 线检查其病灶有特征性。干酪性肺炎多有长期发热、乏力和消瘦症状，X 线呈大片密度增高阴影，其中有多个不规则的薄壁空洞，对侧肺常有播散病灶。痰结核菌阳性，病程长，抗结核治疗有效。

## （二）其他病原菌引起的肺炎

### 1. 金黄色葡萄球菌肺炎

常发生于儿童或年老体弱者，中毒症状严重，身体其他部位有化脓性病灶，如疖、痈等；咳粉红色乳样或脓性痰；肺部 X 线检查具有特征性，常为多发性病灶，且在短期内变化很大，常迅速扩展，多并发气胸、脓胸；痰培养可发现凝固酶阳性的金黄色葡萄球菌。

### 2. 克雷白杆菌肺炎

多见于年老体弱者，起病急骤，中毒症状重，咳棕色胶冻样痰；严重者可有谵妄、黄疸、肺水肿、休克、呼吸衰竭等；X 线表现为肺叶实变，其中有蜂窝状透亮区，叶间隙下坠，痰涂片或培养可找到克雷白杆菌。

### 3. 其他

革兰阴性杆菌肺炎多发生于年老体弱、慢性心肺疾病或免疫缺陷患者，常为院内获得性感染。通过临床观察和细菌学检查，鉴别诊断一般不难。

### 4. 病毒、支原体等引起的肺炎

病情较轻，白细胞常无明显增加。痰液病原体分离和血清免疫学试验有助于诊断。

## （三）肺癌

患者年龄多较大，起病缓慢，常有刺激性咳嗽和少量咯血，无明显全身中毒症状，血白细胞计数不高，若痰中发现癌细胞可以确诊。肺癌可伴发阻塞性肺炎，若经抗生素治疗后肺部炎症迟迟不消散，或暂时消散后又出现者，应密切随访，必要时进一步做 CT、MRI、纤维支气管镜、痰脱落细胞等检查，以免贻误诊断。

## （四）急性肺脓肿

早期临床表现与肺炎球菌肺炎相似。但随病程进展，咳出大量脓臭痰为肺脓肿的特征。X 线显示脓腔及液平面。

## （五）其他肺炎

伴剧烈的胸痛时，应与渗出性胸膜炎、肺梗死鉴别。相关的体征及 X 线影像有助于鉴别。肺梗死常有静脉血栓形成的基础，咯血较多见，很少出现口角疱疹。下叶肺炎可能出现腹部症状，应通过 X 线、B 超等检查确诊，应与急性胆囊炎、膈下脓肿、阑尾炎等进行鉴别。

# 六、护理

## （一）评估

### 1. 健康史

（1）患病及治疗经过。

询问本病的有关病因，如：有无着凉、淋雨、劳累等诱因，有无上呼吸道感染史；有无慢性阻塞性肺疾病、糖尿病等慢性基础疾病；是否使用过抗生素、激素、免疫抑制剂等；是否吸烟、吸烟量多少。

（2）目前病情与一般状况。

确定患者现存的主要症状，有无寒战、高热、咳嗽、咳痰、胸痛等。日常活动与休息、饮食、排便是否规律，是否有食欲减退、恶心、呕吐、腹泻等表现。

2. 身体评估

（1）一般状态。

判断患者意识是否清楚，有无烦躁、嗜睡、反复惊厥、表情淡漠等意识障碍；有无急性病容，面颊绯红、鼻翼扇动等表现；有无生命体征异常，如呼吸频率加快和节律异常、血压下降、体温升高或下降等。

（2）皮肤、淋巴结。

有无面颊绯红、口唇发绀、皮肤黏膜出血、浅表淋巴结肿大。

（3）胸部患者呼吸时。

有无三凹征；有无呼吸频率、节律异常；胸部压痛、有无叩诊实音或浊音；有无肺泡呼吸音减弱或消失、异常支气管呼吸音、干湿啰音、胸膜摩擦音等。

3. 实验室及其他检查

（1）血常规。

有无白细胞计数升高、中性粒细胞增高及核左移、淋巴细胞升高。

（2）胸部 X 线检查。

有无肺纹理增粗、炎性浸润影等。

（3）痰培养。

有无细菌生长，药敏试验结果如何。

（4）血气分析。

病变范围较大时，是否有 $PaO_2$ 减低和（或）$PaCO_2$ 升高。

4. 心理 - 社会状况

（1）评估患者对健康的认识和对生活的态度。

（2）评估患者和家属对疾病的认识，了解自我护理的态度和能力。

（3）评估家庭的关系、照顾能力、禁忌对收入、支付医疗费用的能力的评估。

（4）个人应对状况。

**（二）护理措施**

1. **体温过高**

（1）休息与环境。

发热患者应卧床休息，以减少氧耗量，缓解头痛、肌肉酸痛等症状。室内应阳光充足、空气新鲜，室内通风每日 2 次，每次 15 ~ 30 min，但要注意避免患者受凉。病房环境保持整齐、清洁、安静和舒适并适当限制探视。室温为 18 ~ 20℃，湿度 50% ~ 60%，以防止因空气过于干燥，降低气管纤毛运动的功能，导致排痰不畅。

（2）口腔护理。

由于水分消耗过多及胃肠道消化吸收障碍，导致体液不足，唾液分泌减少，引起口腔黏膜干燥、口唇干裂、炎症，甚至口腔溃疡，应定时清洁口腔，做好口腔护理，鼓励患者在清晨、餐后及睡前漱口，或协助患者漱口。口唇疱疹者局部涂抗病毒软膏，防止继发感染。

（3）饮食与补充水分。

提供高热量、高蛋白质、高维生素、易消化的流质或半流质食物，以补充高热引起的营养物质消耗。鼓励患者多饮水 1 ~ 2 L/d，以保证足够的人量并有利于痰液稀释。轻症者无需静脉补液，失水明显者可遵医嘱静脉补液，保持血钠 < 145 mmol/L，尿比重 < 1.020，补充丢失的水和盐，加快毒素排泄和热量散发，尤其是食欲差或不能进食者。心脏病或老年人应注意补液速度，避免过快导致急性肺水肿。

（4）降温护理。

监测体温，体温在 37.2℃ 以上者，每日测 4 次体温：体温在 39℃ 以上者，应每 4 h 测体温一次，遵医嘱给予药物降温，或采用酒精擦浴、冰袋、冰帽等物理降温措施，30～60 min后复测体温。有谵妄、意识障碍时应加床挡，防止坠床。儿奄要预防高热惊厥，不宜用阿司匹林或其他解热药，以免大汗、脱水和干扰热型观察。患者出汗时，及时协助擦汗、更换衣服和被褥，保持皮肤的清洁和干燥，避免受凉。

（5）病情观察。

监测并记录生命体征，以便观察热型，协助医生明确诊断。了解血常规、血细胞比容、电解质等变化，在患者大量出汗、食欲不振及呕吐时，应密切观察有无脱水现象。观察患者末梢循环情况，高热而四肢厥冷、发绀等提示病情加重。重症肺炎者不一定有高热，重点观察儿童、老年人、久病体弱者的病情变化。

（6）用药护理。

遵医嘱使用抗生素，观察疗效和副作用。应用头孢唑啉钠（先锋Ⅴ号）可出现发热、皮疹、胃肠道不适等副作用，偶见白细胞减少和丙氨酸氨基转移酶增高；喹诺酮类药（氧氟沙星、环丙沙星）偶见皮疹、恶心等；氨基糖苷类抗生素有肾、耳毒性，老年人或肾功能减退者，应特别注意观察是否有耳鸣、头昏、唇舌发麻等不良反应的出现。

2. 保持呼吸道通畅

（1）环境。

为患者提供安静、整洁、舒适的病房，保持室内空气新鲜、洁净、注意通风。维持合适的室温（18～20℃）和湿度（50%～60%），以充分发挥呼吸道的自然防御功能。

（2）饮食护理。

慢性咳嗽者，能量消耗增加，应给予高蛋白质、高维生素、足够热量的饮食。注意患者的饮食习惯，避免油腻、辛辣刺激性食物，影响呼吸道防御能力。每天饮水1 500 mL以上，足够的水分可保证呼吸道黏膜的湿润和病变黏膜的修复，有利于痰液稀释和排出。

（3）病情观察。

密切观察咳嗽、咳痰情况，详细记录痰液的颜色、性质、气味和量，如肺炎球菌肺炎呈铁锈色痰，克雷白杆菌肺炎典型痰液为砖红色胶冻状，厌氧菌感染者痰液多有恶臭味等。最好在用抗生素前留取痰标本，痰液采集后应在10 min内接种培养。

（4）促进有效排痰。

①深呼吸和有效咳嗽：指导患者掌握有效咳嗽的正确方法：使患者尽可能采用坐位，先进行深而慢的呼吸5～6次，后深吸气至膈肌完全下降，屏气3～5 s，继而缩唇（嘬嘴），缓慢地通过口腔将肺内气体呼出，再深吸一口气后屏气3～5 s，身体前倾进行2～3次短促有力的咳嗽，咳嗽同时收缩腹肌，或用手按压上腹部，帮助痰液咳出。也可让患者取俯卧屈膝位，借助膈肌、腹肌收缩，增加腹压，咳出痰液。②吸入疗法：雾化治疗，可在雾化液中加入痰溶解剂、抗生素、平喘药等，达到去痰、消炎、止咳、平喘的作用，一般以10～20 min为宜。

（5）对症护理。

患者胸痛时，常随呼吸、咳嗽而加重，可采取侧卧位，或用宽胶布固定胸廓，指导其在咳嗽以及深呼吸时用手按压患侧胸部缓解疼痛；必要时可用少量可待因。有低氧血症（PaO$_2$＜60 mmHg）或发绀者予以鼻导管或面罩给氧。

3. 潜在并发症：感染性休克

（1）病情监测。

①生命体征：有无心率加快、脉搏细速、血压下降、脉压变小、体温不升或高热、呼吸困难等，必要时进行心电监护。②精神和意识状态：有无精神萎靡、表情淡漠、烦躁不安、神志模糊等。③皮肤、黏膜：有无发绀、肢端湿冷。④出入量：有无尿量减少，疑有休克应测每小时尿量及尿比重。⑤实验室检查：有无血气分析等指标的改变。

（2）感染性休克抢救配合。

发现异常情况，立即通知医生，并备好物品，积极配合抢救。

①体位：患者取仰卧中凹位，抬高头胸部约20°、抬高下肢约30°，有利于呼吸和静脉血回流。

②吸氧：给予中、高流量吸氧，维持 $PaO_2 > 60$ mmHg，改善缺氧状况。

③补充血容量：快速建立两条静脉通道，遵医嘱给予低分子右旋糖酐或平衡盐液以维持有效血容量，降低血液黏滞度，防止弥散性血管内凝血（DIC）；随时监测患者一般情况、血压、尿量、尿比重、血细胞比容等；监测中心静脉压，作为调整补液速度的指标，中心静脉压 $< 5$ cmH$_2$O 可放心输液，达到 $10$ cmH$_2$O 应慎重，输液不宜过快，以免诱发急性心力衰竭。提示血容量已补足的依据: 口唇红润、肢端温暖、收缩压 $> 90$ mmHg、尿量 $> 30$ mL/h 以上。如血容量已补足，尿量 $< 400$ mL/d，比重 $< 1.018$，应及时报告医生，注意有无急性肾衰竭。

④纠正水、电解质和酸碱失衡：监测和纠正钾、钠、氯和酸碱失衡。常用 5% 的碳酸氢钠静脉滴注，输液不宜过多过快，以免引起血管内碱中毒。碱性药物配伍禁忌较多，一般应单独输入。

⑤用药护理：遵医嘱输入多巴胺、间羟胺（阿拉明）等血管活性药物。应根据血压随时调节滴速，以维持收缩压在 $90 \sim 100$ mmHg 为宜，保证重要器官的血液供应，改善微循环，注意防止液体溢出血管外引起局部组织坏死；联合使用广谱抗生素控制感染时，应注意药物疗效和副作用；糖皮质激素有抗炎抗休克作用，增强人体对有害刺激的耐受力，有利于缓解症状，改善病情，可在有效抗生素使用的情况下短期应用，如氢化可的松 $100 \sim 200$ mg 或地塞米松 $5 \sim 10$ mg 静脉滴注，重症休克可加大剂量。

4. 睡眠形态紊乱

（1）评估导致患者睡眠形态紊乱的具体原因（属于病理生理、心理或情境哪一方面的因素）。患者睡眠形态，如早醒、入睡困难、易醒、多梦等。及时与医生沟通，遵医嘱用药。

（2）尽量减少或消除影响患者睡眠形态的相关因素，如躯体、精神不适；及时妥善处理好患者的排泄问题。协助医生调整影响睡眠的药物种类、剂量或给药时间。为患者安排合理的运动、活动及减少白天卧床、睡眠时间。帮助患者适应生活方式或环境的改变。夜间患者睡眠时，除必要的观察和操作外，不宜干扰患者。

5. 活动

（1）鼓励患者充分卧床休息。

（2）将患者经常使用的日常生活用品（如卫生纸、茶杯等）放在患者容易拿取的地方。

（3）指导陪护协助其日常生活，以减少能量消耗。

（4）帮助患者树立信心，提高生活自理能力。

（5）指导患者使用床栏、扶手等辅助设施，以节省体力和避免摔伤。

（6）鼓励患者尽量进行能耐受的身体活动。

6. 保护皮肤完整性

（1）定期对患者进行压疮风险评估。

（2）病情允许者，鼓励下床活动。

（3）按时翻身拍背，避免局部长期受压，更换体位时应观察受压部位的皮肤情况。

（4）避免托、拉、拽等动作，防止皮肤擦伤。

（5）持续使用气垫床，骨隆突部位可垫气圈或海绵垫。

（6）保持床铺平整、清洁、干燥、无皱褶、无渣屑，避免局部刺激。

（7）长期卧床者要保持肢体处于功能位。

（8）鼓励摄入充足的营养物质和水分。

7. 心理护理

护士应主动询问患者的需求，鼓励患者说出内心感受。以通俗易懂的语言耐心地给患者讲解疾病的相关知识，解释各种症状和不适的原因，各项检查、护理操作的目的，程序和配合要点，告知患者大部分肺炎球菌肺炎预后良好，消除患者焦虑，紧张情绪，树立战胜疾病的信心。运用良好的护理沟通技巧，耐心倾听患者的主诉，允许其有适量的情绪宣泄，以防恶劣情绪爆发而影响身体健康。严重焦虑时，条件允许可将其安置在安静舒适的房间，避免干扰，周围的设施要简单、安全，专人陪护。

8. 营养失调：低于机体需要量

（1）监测并记录患者的进食量。

（2）按医嘱使用能够增加患者食欲的药物。

（3）必要时请营养科会诊，制定患者饮食计划。

（4）根据患者的病因制定相应的护理措施。

（5）鼓励适当活动以增加营养物质的代谢和作用，从而增加食欲。

（6）防止餐前发生不愉快或痛苦的事件；提供良好的就餐环境。

9. 知识缺乏

（1）通过交谈了解患者对疾病和未来生活方式的顾虑，给予耐心解释或指导。

（2）鼓励患者有规律地进行锻炼。

（3）用通俗易懂的语言向患者讲解疾病相关知识，直至理解和掌握。

（4）鼓励患者提出问题，耐心给予解答。

## 七、健康指导

### （一）疾病预防指导

指导患者及家属了解肺炎的病因和诱因。避免受凉、淋雨、吸烟、酗酒，防止过度疲劳。参加体育锻炼，防止感冒，增强体质。有皮肤痛、伤口感染、毛囊炎、蜂窝织炎时应及时治疗，尤其是免疫功能低下者（糖尿病、血液病、HIV 感染、肝硬化、营养不良、儿童等）和慢阻肺、支气管扩张者。

慢性病、长期卧床、年老体弱者，应注意经常改变体位、翻身、拍背，咳出气道痰液，必要时可注射肺炎疫苗。

### （二）疾病知识指导

向患者介绍肺炎的发病原因、诱发因素、简单的发病机制、典型的表现、主要的治疗方法、该病的发展方向和可能发生的并发症。建议患者进行自我症状监测，早期发现，早期治疗；指导患者遵医嘱按时服药，了解药物的疗效、用法、疗程和副作用，防止自行停药或减量，定期随访。出现发热、心率增快、咳嗽、咳痰、胸痛等症状时，应及时就诊。

### （三）休息与活动指导

发热者要卧床休息，注意保暖，保持室内空气清新，鼓励患者每隔 1 h 进行深呼吸和有效咳嗽。卧床患者应注意翻身，每 4 h 为患者叩背排痰一次。恢复期应增加休息时间，适当活动，坚持深呼吸锻炼至少 4～6 周，这样可以减少肺不张的发生；还要避免呼吸道的刺激，如吸烟、灰尘、化学飞沫等；尽可能避免去人群拥挤的地方或接触已有呼吸道感染的患者。

### （四）心理指导

肺炎患者发病时出现发热、胸痛、咳嗽、咳痰等不适感，常因疼痛而害怕咳嗽，而影响愈后，应积极鼓励并给予帮助，并告诉患者肺炎经积极治疗后一般可彻底治愈，以减轻患者的焦虑，取得配合。

### （五）出院指导

肺炎虽可治愈，但若不注意，易复发。应坚持锻炼身体，增强体质，提高机体抵抗力。保持生活规律、心情愉快，季节交换时避免受凉。避免过度疲劳，天气变化时及时增减衣服，感冒流行时少去公共场所，尽早防治上呼吸道感染。如有高热、寒战、胸痛，应立即就诊。

## 第三节　肺结核

### 一、概述

肺结核（pulmonary tuberculosis）是结核分枝杆菌复合群引起的肺部疾病，具有慢性传染性的特点。它目前仍是严重危害人类健康的主要传染疾病。在全球传染病中，结核病仍是成年人的首要死因，世界卫生组织（WHO）在 1993 年宣布结核病处于"全球紧急状态"。1990–2010 年，各国采用 DOTS 的结核病患者为 5 500 万人，约 4 400 万人疾病转归为治愈，约 700 万人免于死亡。目前，结核病的疫情成缓慢下降趋势，但是由于多耐药结核病（multidrug-resistant tuberculosis，MDT-TB）的增多，结核病仍然是危害人类健康的公共卫生问题。

在我国，结核病的疫情成"患病率高、死亡率高、耐药率高、年递减率低"特点。因此，结核病的防治仍然是需要高度重视的公共卫生及社会问题。

## 二、病因

结核病的病原菌是结核分枝杆菌复合群，包括结核分枝杆菌、牛分枝杆菌、非洲分枝杆菌和田鼠分枝杆菌。人类肺结核 90% 以上是结核分枝杆菌。典型的结核分枝杆菌是细长、稍弯曲、两端圆形的杆菌，痰标本中的结核分枝杆菌可呈现 T、V、Y 字形以及丝状、球状、棒状等多种形态。结核分枝杆菌可以存活数月。结核分枝杆菌具有抗酸性，因此又称抗酸杆菌。它生长缓慢，是需氧菌，适宜温度为 37℃左右，其增代时间为 14 ~ 20 h，培养时间是 2 ~ 8 周。结核分枝杆菌结构复杂，主要为类脂类、蛋白质和多糖。类脂类占总量的 50% ~ 60%，其中蜡质约 50%，与结核病的组织坏死、干酪液化、空洞发生以及结核变态反应有关。菌体蛋白质以结核形式存在，是结核菌素的主要成分，诱发皮肤变态反应。多糖类与血清反应等免疫应答有关。

结核病在人群中传播源主要是结核病患者，即痰涂片阳性者。传播方式主要是通过咳嗽、喷嚏、大笑、大声说话等方式将含有结核分枝杆菌的微滴排到空气中进行传播。飞沫传播是结核病重要的传播途径。传染性的大小取决于患者排出结核分枝杆菌量的多少及通风、换气的情况。

## 三、病理

结核病的基本病理变化是炎性渗出、增生和干酪样坏死、病理过程的特点是破坏与修复同时进行，因此三种病理变化多同时存在，也可以是其中某一种变化为主，并且相互转化。能否感染取决于结核分枝杆菌的感染量，毒力大小以及机体的抵抗力和变态反应状态。炎性渗出为主的病理改变，表现为局部中性粒细胞浸润，继之由巨噬细胞及淋巴细胞代替。组织充血、水肿和白细胞浸润，其中有结核分枝杆菌，通常出现在结核炎症的早期或病灶恶化时，经及时治疗，病变可以完全消散吸收；增生为主的病理改变，表现为结核结节的形成，为结核特征性病变，结节中间可有干酪样坏死。上皮细胞互相聚集融合形成多核巨细胞称为朗格汉斯巨细胞；干酪样坏死为主的病理改变，肉眼可见病灶呈黄灰色，质松而脆，状似干酪，因此得名。干酪病灶含菌量最大，传染性强，肺组织坏死已不可逆转。

## 四、临床表现

### （一）症状

1. 呼吸系统症状

（1）咳嗽、咳痰。

肺结核最常见的症状。大部分为干咳伴少量白色黏液痰。当空洞形成时，痰量增多；脓性痰出现在合并感染时；合并厌氧菌感染时为大量脓臭痰；刺激性咳嗽多合并支气管结核。

（2）咯血。

多为小量咯血。咯血可分痰中带血、少量咯血（每日咯血量少于 100 mL）、中等量咯血（每日咯血量 100 ~ 500 mL。）和大咯血（每日咯血量达 500 mL 以上）。少数患者可发生失血性休克。

（3）胸痛。

病变累及壁层胸膜可有胸壁刺痛，伴随咳嗽和呼吸时加重。

（4）呼吸困难。

多见于大量胸腔积液患者和干酪样肺炎，也可见于纤维空洞性肺结核。

### 2. 全身症状

最常见症状为发热，多为长期午后潮热，即下午或者傍晚开始升高，次日晨降至正常。若肺部病灶进展播散时，可出现不规则高热、畏寒等。部分患者可表现乏力，食欲减退和体重减轻。育龄女性可出现月经不调。

### （二）体征

情况不一，取决于病变性质和范围。病变范围小或者位置深者多无异常体征。渗出性病变范围较大或者干酪样坏死时，可有肺实变体征，如触觉语颤增强、叩诊浊音、听诊闻及支气管呼吸音和细湿啰音。较大的空洞性病变听诊也可以闻及支气管呼吸音，当有较大范围的纤维条索形成时，气管向患侧移位，患侧胸廓塌陷、叩诊浊音、听诊呼吸音减弱并可闻及湿啰音。结核性胸膜炎可有胸腔积液体征：气管向健侧移位，患侧胸廓望诊饱满、触觉语颤减弱、叩诊实音、听诊呼吸音消失、支气管结核可有局限性哮鸣音。

少数患者可有类似风湿热样表现，称为结核性风湿症。多见于女性青少年，常累及四肢大关节，在受累关节附近可见结节性红斑或者环形红斑，间歇出现。

## 五、辅助检查

### （一）结核菌素试验

结核菌素试验用于检出结核分枝杆菌感染，不能检出结核病。WHO 和国际防痨和肺病联合会推荐使用的结核菌素为纯蛋白衍化物（purified protein derivative，PPD），便于国际结核感染率的比较。通常在左前臂屈侧中部皮内注射 0.1 mL（5 IU），48 ～ 72 h 后测量皮肤硬结直径，而不是红晕的直径。硬结是特异性变态反应，红晕是非特异性变态反应。硬结直径 ≤ 4 mm 为阴性，5 ～ 9 mm 为弱阳性，硬结直径 ≥ 20 mm 或局部有水泡和淋巴管炎为强阳性。

结核菌素试验阳性仅仅表示曾经有结核分枝杆菌感染，并不一定是现症患者，若呈强阳性，常提示活动性结核病。结核菌素试验对婴幼儿的诊断价值大于成人，因年龄越小，自然感染率越低。3 岁以下强阳性反应者，应视为有新近感染的活动性结核病，应进行治疗。如果 2 年内结核菌素反应从 10 mm 以下增加至 10 mm 以上，并增加 6 mm 以上时，可认为有新近感染。

结核菌素试验阴性除见于未感染结核分枝杆菌外，还见于：结核感染后 4 ～ 8 周以内，处于变态反应前期；免疫力下降或免疫受抑制，如应用糖皮质激素或免疫抑制剂、淋巴细胞免疫系统缺陷、麻疹、百日咳、严重结核病和危重患者。

### （二）痰结核分枝杆菌检查

痰结核分枝杆菌检查是确诊肺结核、制定化学治疗方案和考核治疗效果的主要依据。痰涂片抗酸染色镜检快速简便，若抗酸杆菌阳性，肺结核诊断基本可以成立。痰培养更精确，不但能了解结核分枝杆菌生长繁殖能力，还可作药物敏感试验与菌型鉴定。

### （三）影像学检查

胸部 X 线检查是诊断肺结核的常规首选方法。可以发现早期轻微的结核病变，确定病变范围、部位、形态、密度与周围组织的关系、病变阴影的伴随影像；判断病变性质、有无活动性。有无空洞、空洞大小和洞壁特点等。诊断最常用影像学方法是正、侧位胸片，常能将心影、肺门、血管、纵隔等遮掩的病变以及中叶和舌叶的病变显示清晰（图 6-1）。

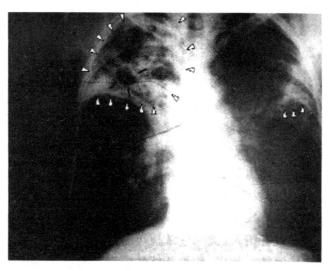

图 6-1　胸片 I

CT能提高分辨率,对病变细微特征进行评价,减少重叠影像,易发现隐匿的胸部和气管、支气管内病变,早期发现肺内粟粒阴影和减少微小病变的漏诊;能准确显示各型肺结核病变特点和性质,与支气管关系,空洞有无以及进展恶化和吸收好转的变化;能准确显示纵隔淋巴结有无肿大。常用于对肺结核的诊断以及与其他肺部疾病的鉴别诊断,也可用于引导穿刺、引流和介入治疗等(图6-2)。

（四）纤维支气管镜检查

常用于支气管结核和淋巴结支气管瘘的诊断。支气管结核表现为黏膜充血、溃疡、糜烂、组织增生、形成瘢痕和支气管狭窄,可以在病灶部位钳取活体组织进行病理学检查和结核分枝杆菌培养。对于肺内结核病灶,可以采集分泌物或冲洗液标本做病原体检查,也可以经支气管肺活检获取标本检查。

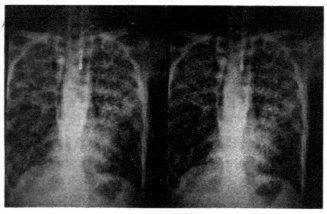

图 6-2　胸片 2

（五）γ–干扰素释放试验（interferon–gamma release assays，IGRASs）

通过特异性抗原 ESAT–6 和 GEP–10 与全血细胞共同孵育,然后检测 IGRAs 水平。此试验诊断结核感染的特异性明显高于 PPD 试验,但是由于成本较高等原因,目前多用于研究评价工作,未广泛推行。

# 六、治疗

合理的化学治疗可以使病灶内细菌消失,最终达到痊愈。传统的休息和营养疗法起到辅助作用。

1. 化学治疗

（1）治疗原则。

治疗原则是早期、规律、全程、适量、联合。治疗方案分为强化和巩固阶段。化学治疗的主要作用:杀菌作用,临床上表现为痰菌迅速转阴;防止耐药菌的产生;灭菌。

（2）常用抗结核药物（表6-1）。

异烟肼（INH）和利福平（RFP）在细胞内、外均能达到杀菌作用。吡嗪酰胺能杀灭巨噬细胞内酸性环境中的结核分枝杆菌，是半杀菌剂。另有部分结核药将在常用抗结核药物剂量表格中简述，仅作了解。

表6-1　常用抗结核药物

| 药名 | 缩写 | 每日剂量/g | 间歇疗法 每日剂量/g | 主要不良反应 |
| --- | --- | --- | --- | --- |
| 异烟肼 | H,INH | 0.3 | 0.3 ~ 0.6 | 周围神经炎，肝功能损害 |
| 利福平 | R,RFP | 0.45 ~ 0.6 | 0.6 ~ 0.9 | 肝功能损害，过敏反应 |
| 吡嗪酰胺 | Z,PZA | 1.5 ~ 2.0 | 2 ~ 3 | 围产不适，肝功能损害，关节痛，高尿酸血症 |
| 乙胺丁醇 | E, EMB | 0.75 ~ 1.0 | 1.5 ~ 2.0 | 视神经炎 |
| 氧氟沙星 | Ofx | 0.6 ~ 0.8 | | 肝、肾毒性，光敏反应 |
| 左氧氟沙星 | Lfx | 0.6 ~ 0.75 | | 肝、肾毒性，光敏反应 |
| 莫西沙星 | Mfx | 0.4 | | 肝、肾毒性，光敏反应 |

2. 对症治疗

肺结核的一般症状在合理化疗下很快减轻或消失，无需特殊处理。咯血是肺结核常见症状，一般少量咯血时多以安慰患者、消除紧张、卧床休息为主，可给予氨甲苯酸等药物止血。大咯血时用垂体后叶素加入葡萄糖溶液中缓慢静脉注射。高血压、冠状动脉粥样硬化性心脏病、心力衰竭患者和孕妇禁用。对支气管动脉破坏造成的大咯血采用支气管动脉栓塞法。

3. 糖皮质激素治疗

糖皮质激素治疗肺结核主要是抗炎、抗毒作用。仅用于结核毒性症状严重者。必须确保在有效抗结核药物治疗的情况下使用。使用剂量依病情而定，一般用泼尼松口服，20 mg，顿服（"顿服"是指一次性服用），1 ~ 2周，以后逐量递减，用药时间为4 ~ 8周。

4. 外科治疗

经合理化学治疗无效、多重耐药的后壁空洞、大块干酪灶、结核性脓胸、支气管胸膜瘘和大咯血保守治疗无效者可行外科手术治疗。

## 七、护理诊断／问题

（1）知识缺乏。

结核病药物治疗知识的缺乏。

（2）营养失调：低于机体需要量。

机体消耗增加，食欲减退，造成营养低于机体需要量。

（3）体温过高。

结核分枝杆菌感染造成相关发热症状。

（4）疲劳。

结核分枝杆菌感染后相关毒性症状。

（5）焦虑。

不明疾病预后造成的心理焦虑。

（6）潜在并发症。

咯血、窒息、胸腔积液、呼吸衰竭。

## 八、护理措施

1. 休息与活动

（1）肺结核患者症状明显，有咯血、高热等严重结核病毒性症状，或结核性胸膜炎伴有大量胸腔积液者，应卧床休息。

（2）恢复期可适当增加户外活动，比如散步、做操。

（3）症状轻的患者在坚持化学治疗的同时，可进行正常工作，但是，应当避免劳累和重体力劳动，保证充足睡眠和休息。

（4）痰涂片阴性和经有效抗结核治疗4周以上的患者，没有传染性或只有极低的传染性，应当鼓励患者过正常的家庭和社会生活，以减轻肺结核患者的社会隔离感和因患病带来的焦虑。

2. 药物治疗指导

（1）有计划、有目的地向患者及家属逐步介绍有关药物的相关治疗知识。

（2）强调早期、联合、适量、规律、全程化学治疗的重要性，为患者树立治愈疾病的信心，积极配合治疗。另外需要督促患者按医嘱按时服药、建立按时服药的好习惯。

（3）解释药物不良反应时，重视强调药物的治疗效果，使患者认识到药物的积极作用，认识到发生不良反应的可能性不大。鼓励患者坚持全程化学治疗、防止治疗失败而产生耐药结核病，增加治疗的困难和经济负担。若仍然出现不良反应时，如巩膜黄染、肝区疼痛、胃肠不适、眩晕、耳鸣等，要及时与医生联系，不可自行随意停药。一般不良反应症状经过治疗可以完全消失。

3. 加强营养

（1）制定全面的饮食营养计划，为结核病患者提供高热量、高蛋白质，高维生素的食物。蛋白质可以提供热量，还可以增加机体的抗病能力及机体的修复能力，患者饮食中应当含有鱼、肉、蛋、奶、豆制品等富含动植物蛋白的食物。食物中维生素C具有减轻血管渗透性的作用，可以促进渗出病灶的吸收；B族维生素对神经系统及胃肠神经有调节作用，也可增进食欲，每天摄入一定量的新鲜蔬菜和水果，补充维生素。

（2）采用患者喜欢的烹饪方式来增进患者食欲，增加饮食品种，尽量保证患者进食时心情愉快，细嚼慢咽，促进食物的消化吸收。督促患者定期监测体重，判断营养状况。

4. 体温的护理

（1）每日定时监测患者体温，关注体温变化。

（2）为患者，更换干净床单，衣物，避免着凉。

（3）安慰患者，告知其发热和疾病相关的原因，缓解其紧张心理。

5. 其他

出现胸闷、发绀、呼吸困难等不适立即就医，积极治疗并发症。

# 九、健康指导

1. 控制传染源

早期发现患者并登记管理，及时给予合理治疗和良好的护理，是预防结核病的关键。肺结核病程长、易复发、具有传染性，必须长期随访。掌握患者从发病、治疗到治愈的全过程。

2. 切断传播途径

（1）痰涂片阳性患者住院期间需要进行呼吸道隔离，室内保证良好的通风，每天用紫外线消毒。

（2）注意个人卫生，严禁随地吐痰，不可面对他人打喷嚏或咳嗽，以防飞沫传播。咳嗽或打喷嚏时要用双层纸巾捂住口鼻，纸巾焚烧处理、留置于容器的痰液需经过灭菌处理才可以弃掉。接触痰液后用流水清洗双手。

（3）餐具煮沸消毒或用消毒液浸泡消毒，同桌共餐时使用公筷，以预防感染。

（4）被褥、书籍在烈日下暴晒6 h以上。

（5）患者外出时戴口罩。

3. 保护易感人群

（1）给未受过结核分枝杆菌感染的新生儿，儿童及青少年接种卡介苗（活的无毒力牛型结核分枝杆菌疫苗），使人体产生对结核分枝杆菌的获得性免疫力。卡介苗不能预防感染，但可减轻感染后的发病和病情。

（2）密切接触者应定期到医院进行有关检查，必要时给予预防性治疗。

（3）对受结核分枝杆菌感染的高危人群，如 HIV 感染者、硅沉着病、糖尿病等，可应用预防、化学性治疗。

4. 患者指导

（1）嘱患者戒烟、戒酒。

保证营养补充；合理安排休息，避免劳累；避免情绪波动及呼吸道感染；住处应尽可能保持通风、干燥，有条件者可选择空气清新、气候温和处疗养，以促进身体的康复，增加抵抗疾病的能力。

（2）用药指导。

强调坚持用药的重要性，坚持规律、全程、合理用药，并且取得患者和家属的主动配合。

（3）定期复查。

定期复查胸片和肝、肾功能，了解治疗效果和病情变化。肺结核的病因明确，有成熟的预防和治疗手段，只要切实可行，本病大部分可获临床治愈。

微信扫码
◆临床科研
◆医学前沿
◆临床资讯
◆临床笔记

# 第七章

## 肝脏疾病的护理

### 第一节 慢性病毒性肝炎

#### 一、慢性乙型病毒性肝炎

慢性乙型肝炎（简称乙肝）是指乙肝病毒检测为阳性，病程超过半年或发病日期不明确而临床有慢性肝炎表现者。

##### （一）病因

慢性乙型肝炎是由于感染乙型肝炎病毒（HBV）引起的，乙型肝炎患者和 HBV 携带者是本病的主要传染源，HBV 可通过母婴、血和血液制品、破损的皮肤黏膜及性接触传播。感染 HBV 后，由于受病毒因素、宿主因素、环境因素等影响，会出现不同的结局和临床类型。导致其发展为慢性乙型肝炎的常见原因有：

1. 家族性传播

我国乙肝高发的主要原因是家族性传播，其中以母婴垂直传播为主，母亲如果乙肝 E 抗原阳性，所生子女未注射乙肝疫苗，大都成为乙肝病毒携带者。而精液中可检出乙肝病毒，因此可通过性传播。这是造成我国乙肝的家庭聚集特征的主要原因。

2. 婴幼儿期感染病毒

最初感染乙肝的年龄与慢性乙肝有密切关系。胎儿、新生儿一旦感染乙肝病毒，有 90% ~ 95% 成为慢性病毒携带者；儿童感染乙肝病毒，有 20% 成为慢性乙肝病毒携带者；成人感染乙肝病毒，只有 3% ~ 6% 发展为慢性乙肝病毒携带状态。

3. 缺乏预防意识

乙肝疫苗是阻断乙肝垂直传播的措施，由于经济条件限制以及缺乏预防意识，乙肝疫苗的接种工作开展不够理想，使得对乙肝的预防难以贯彻，慢性病例越来越多。

4. 漏诊

急性期隐匿起病的无黄疸型肝炎比急性黄疸型肝炎容易发展为慢性，这与无黄疸肝炎容易被误诊或漏诊，未得到及时诊断和休息有关。

5. 免疫功能低下者感染病毒

肾移植、肿瘤、白血病、艾滋病、血液透析者感染乙肝易演变为慢性肝炎。乙肝发病的急性期使用肾上腺糖皮质激素等免疫抑制剂治疗者，破坏患者体内的免疫平衡，容易使急性肝炎转变为慢性。

6. 既往有其他肝病史感染病毒者

原有肝炎（酒精性肝炎、脂肪肝、酒精性肝纤维化等）、血吸虫病、疟疾、结核病等，再感染乙肝病毒后，不仅容易成为慢性肝炎，且预后较差。

##### （二）发病机制

HBV 感染后病毒本身并无直接的细胞毒性作用，但持续在体内复制的病毒经单核 – 巨噬细胞吞噬、加工、递进而激活的免疫应答反应可以诱发肝脏的免疫病理损伤。约有 50% ~ 75% 的 HBV 慢性感染者有活跃的病毒复制和肝脏慢性炎症改变。慢性化机制有病毒和机体两方面因素,二者相互作用,相互影响。

1. 慢性化的病毒因素

HBV DNA 通过基因突变逃逸机体免疫系统的清除效应;HBV DNA 与宿主基因整合激发由 T 细胞介导的免疫病理损伤;HBV 在免疫细胞中的复制对免疫细胞活性的影响以及合并 HDV 或 HCV 感染都可影响机体对病毒的清除能力,促进乙型肝炎慢性化。

2. 慢性化的机体因素

感染者年龄、种族、HLA 表现型以及机体免疫功能状态都与感染后的慢性化密切相关。宫内感染或围生期感染时,由于胎儿及新生儿的免疫系统尚未成熟,易形成免疫耐受,而成为乙肝表面抗原(HBsAG)携带者。以后随着年龄的增长,免疫系统逐渐成熟则使免疫耐受状态遭到破坏,诱发肝脏的免疫病理损伤。特异性免疫应答能力低下、免疫调节功能异常以及自身免疫反应的参与是成年人感染 HBV 后慢性化的重要因素。

### (三)护理评估

1. 健康史

患者常感身体乏力、容易疲劳、食欲缺乏、恶心、厌油、上腹部不适、腹胀、可伴轻度发热等。另外,失眠、多梦等可能也与此有关。

2. 身体评估

(1)症状。

①黄疸:病情较重时,肝功能受损,胆红素的摄取、结合、分泌、排泄等障碍,血液中胆红素浓度增高。胆红素从尿液排出,尿液颜色变黄是黄疸最早的表现。血液中胆红素浓度继续增加,可引起眼睛、皮肤黄染。由于胆汁酸的排出障碍,血液中胆汁酸浓度增高,过多的胆汁酸沉积于皮肤,刺激末梢神经,可引起皮肤瘙痒。

②肝外表现:慢性乙肝,尤其是肝硬化患者面色黧黑晦暗,称"肝病面容"。手掌大、小鱼际显著充血称"肝掌"。皮肤上一簇呈放射状扩张的形如蜘蛛的毛细血管团称"蜘蛛痣",其他部位也可出现。男性可出现勃起功能障碍,对称或不对称性的乳腺增生、肿痛和乳房发育,偶可误诊为乳腺癌;女性可出现月经失调、闭经、性欲减退等。这可能与肝功能减退,雌激素灭活减少,体内雌激素增多有关。

(2)体征。

①肝区疼痛:慢性乙肝一般没有剧烈的疼痛。部分患者可有右上腹、右季肋部不适、隐痛、压痛或叩击痛。如果肝区疼痛剧烈,还要注意胆道疾病、肝癌、胃肠疾病的可能性,以免误诊。

②肝脾大:由于炎症、充血、水肿、胆汁淤积,患者常有肝大。晚期大量肝细胞破坏,纤维组织收缩,肝脏可缩小。急性肝炎或慢性肝炎早期,脾脏无明显肿大,门静脉高压时,脾脏瘀血,可引起脾大。

③肝纤维化:慢性乙肝炎症长期不愈,反复发作,肝内纤维结缔组织增生,而其降解活性相对或绝对不足,大量细胞外基质沉积下来形成肝纤维化。如果肝纤维化同时伴肝小叶结构的破坏(肝再生结节),则称为肝硬化。临床上难以将两者截然分开,慢性肝病由肝纤维化到肝有音量是一个连续的发展过程。

(3)并发症。

慢性乙肝在全身各个系统均可发生并发症,常见的有:肝源性糖尿病、脂肪肝、肝炎后高胆红素血症、肝硬化等。

(4)辅助检查。

①肝功能检查:反复或持续升高,AST 常可升高,部分患者 γ-谷氨酰转肽酶、精氨酸琥珀酸裂解酶(ASAL)、碱性磷酸酶也升高。胆碱酯酶及胆固醇明显减低时提示肝功严重损害。

②血清蛋白及凝血检查:患者清蛋白(A)降低,球蛋白(G)增高,A/G 比值倒置,γ-球蛋白和 IgG 亦升高,凝血酶原的半寿期短,可及时反映肝损害的严重程度,凝血因子Ⅴ、Ⅵ减少。部分患者可出现自身抗体,如抗核抗体、抗平滑肌抗体、抗线粒体抗体、类风湿因子及狼疮细胞等阳性。

③血清学检测乙肝病毒标记物。

a. 乙型肝炎表面抗原(HBsAG)和乙型肝炎表面抗体(HBsAB)的检测:血清 HBsAG 在疾病早期出现。

一般在 ALT 升高前 2～6 周，在血清中即可检出 HBsAG。HBsAG 阳性是乙肝病毒感染的主要标志。血清 HBsAB 的出现，是乙肝病毒感染恢复的标志。注射过乙肝疫苗者，也可出现血清 HBsAB 阳性，提示已获得对乙肝病毒的特异性免疫。

b. 乙型肝炎核心抗原（HBcAG）和乙型肝炎病毒核心抗体（HBcAb）的检测：在血清中一般不能检测出 HBcAG。HBcAb 为总抗体，包括 HBcAb-IgM 和 HBcAb-IgG，但主要是 HBcAB-IgG 抗体。急性肝炎和慢性肝炎急性发作时均可出现 HBcAB-IgM 抗体。目录 HBcAb-IgM 和 HBcAb-IgG 均阳性，提示为慢性乙肝急性发作。

c. 乙型肝炎 E 抗原（HBeAg）和乙型肝炎 E 抗体（HBeAb）的检测：若血清 HBeAg 阳性，提示有乙肝病毒复制，亦在乙肝病毒感染的早期出现。若 HBeAb 阳性则提示既往感染乙肝病毒。

（5）血清 HBV-DNA 检测：血清 HBV-DNA 是乙肝病毒复制和传染的直接标记。慢性乙肝为阳性。

### （四）护理诊断与合作性问题

1. 营养不良

与畏食及进食少有关。

2. 焦虑

与病情反复、迁延不愈有关。

3. 自我形象紊乱

与肝脏疾病导致雌激素灭活障碍有关。

4. 有皮肤完整性受损的危险

与患者胆红素高引起皮肤瘙痒有关。

### （五）治疗原则

1. 治疗原则

对于慢性乙肝的治疗，三分药治，七分调理，需有战胜病魔的信心及意志，精神愉快、生活规律、合理饮食，不宜过度营养引起肥胖。除黄疸或转氨酶显著升高需要卧床休息外，应适量活动，动静结合。

2. 用药原则

（1）用药不宜过多、过杂：很多药物经过肝脏解毒，用药过多、过杂会增加肝脏负担，对肝病不利。

（2）根据慢性乙肝患者的具体情况针对性用药：乙型肝炎病毒复制明显的患者用抗病毒药物；有免疫功能紊乱的用调整免疫功能的药物；有肝细胞损伤的用保护肝细胞的药物；有肝脏微循环障碍的用活跃微循环的药物。中医在我国历史悠久，其精髓在于辨证论治。通过辨证论治，可改善慢性乙肝患者的临床症状，提高他们的体质，增强抗病能力，促进免疫系统清除病毒，促进疾病恢复。

（3）用药过程中注意休息、加强营养：休息和营养是肝病患者的主要治疗手段。在保证休息、加强营养的基础上才可能发挥药物作用。

### （六）护理目标

（1）患者进食量增多，营养状况得到改善。

（2）患者情绪平稳，积极配合治疗。

（3）肝功能指标平稳，能够维持良好形象。

（4）皮肤完整性良好。

### （七）护理措施

1. 预防知识教育

告知患者所患肝炎类型、传播途径、隔离措施、消毒方法及家属如何进行个人防护等，密切接触者应进行预防接种。

2. 饮食指导

急性肝炎患者以适当热量、清淡饮食为宜，多饮水以促进代谢产物和毒素排泄，蛋白质摄入每日 1.5～2 g/kg。病情反复或加重，尤其疑有肝性脑病者，应限制蛋白质摄入，每日 0.5 g/kg 以内。有腹水者，应给予低盐或无盐饮食，严重者摄入液量应限制在每天 1 000 mL 内。

3. 活动、休息指导

急性肝炎患者应卧床休息至黄疸消退或自觉症状改善后，恢复期可逐渐增加活动，以不感到疲劳为度；慢性活动性肝炎患者应根据病情活动情况调整运动量；重型肝炎患者应绝对卧床休息。

4. 用药指导

慢性肝炎可采用干扰素、阿糖胞苷等抗病毒治疗，重型肝炎除采取综合基础疗法外，还可采用促肝细胞生长因子、胰高血糖素－胰岛素疗法促进干细胞再生，此外，还应注意控制感染、出血、肝性脑病、肝肾综合征等并发症。

5. 心理指导

关心、体贴患者，消除患者思想负担，使其积极配合治疗与护理。

6. 用药及临床治疗指导

由于反复的发病，患者有盲从广告的心理，告诫患者不要盲目乱用药物，过量用药反而加重肝脏负担，应在医生指导下选择适合自己的治疗方案，规范治疗。使用干扰素及抗病毒治疗的患者因其疗程长，不良反应多，要多给予安慰及关心，讲解定期复查的重要性。

### （八）健康教育

1. 控制传染源

对急性乙肝患者应进行隔离治疗。慢性乙肝患者和乙肝携带者不得献血。现症感染者不能从事饮食业、幼托机构等工作。

2. 切断传播途径

养成良好的个人卫生习惯，接触患者后要用肥皂和流动水洗手；严格执行消毒制度；提倡使用一次性注射用具，对血制品应做 HBsAG 检测，防止医源性传播。

3. 保护易感人群

接种乙肝疫苗是预防 HBV 感染最有效的方法。易感者均可接种，接种对象主要是新生儿，同时，与 HBV 感染者密切接触过的医务工作者、同性恋者等高危人群和从事幼托教育、食品加工、饮食服务等职业人群均应接种乙肝疫苗，并定期复查抗体。

## 二、慢性丙型病毒性肝炎

丙型病毒性肝炎，简称为"丙型肝炎"或"丙肝"，是由丙型肝炎病毒（HCV）感染引起的病毒性肝炎，主要经输血、针刺、吸毒等传播，据世界卫生组织统计，全球 HCV 的感染率为 3%，估计 1.8 亿人感染了 HCV，每年新发丙型肝炎病例 3.5 万例。丙型肝炎呈全球性流行，可导致肝脏慢性炎症坏死和纤维化，部分患者可发展为肝硬化甚至肝细胞癌（HCC）。未来 20 年内与 HCV 感染相关的死亡率（肝衰竭及肝细胞癌导致的死亡）将继续增加，对患者的健康和生命危害极大，已成为严重的社会和公共卫生问题。

### （一）病因

丙型肝炎病毒感染是致病的根本原因，在外界因素的影响下，如饮酒、劳累、长期服用有肝毒性的药物等，可促进病情的发展。丙肝的病理改变与乙肝极为相似，以肝细胞坏死和淋巴细胞浸润为主。慢性肝炎可出现汇管区纤维组织增生，严重者可以形成假小叶即成为肝硬化。HCV 主要通过以下途径传播：

1. 血液传播

（1）经输血和血制品传播：由于抗 -HCV 存在窗口期、抗 -HCV 检测试剂的质量不稳定及少数感染者不产生抗 -HCV，因此，无法完全筛出 HCV 阳性者，大量输血和血液透析仍有可能感染 HCV。

（2）经破损的皮肤和黏膜传播：这是目前最主要的传播方式，在某些地区，因静脉注射毒品导致 HCV 传播占 60% ~ 90%。使用非一次性注射器和针头、未经严格消毒的牙科器械、内镜、侵袭性操作和针刺等也是经皮传播的重要途径。一些可能导致皮肤破损和血液暴露的传统医疗方法也与 HCV 传播有关，共用剃须刀、牙刷、纹身和穿耳环孔等也是 HCV 潜在的经血传播方式。

2. 性传播

3. 母婴传播

抗 –HCV 阳性母亲将 HCV 传播给新生儿的危险性为2%，若母亲在分娩时 HCV–RNA 阳性，则传播的危险性可高达 4% ~ 70%。合并 HIV 感染时，传播的危险性增至 20%。HCV 病毒高载量可能增加传播的危险性。

4. 其他途径

见于 15% ~ 30% 的散发性丙型肝炎，其传播途径不明。

### （二）慢性丙型病毒性肝炎发病机制

HCV 与 HBV 具有不同的生物学特性，可在复制过程中直接损伤肝细胞。此外 HCV 诱导的免疫病理损伤以及机体针对 HCV 某些病毒成分而发生的自身免疫反应也是慢性丙型肝炎的重要发病机制。其慢性化机制也包括病毒及机体双方面因素。

（1）慢性化的病毒因素：HCV 感染后更易慢性化，约占感染者的80%。HCV 可通过变异逃逸机体的免疫攻击而得以在体内持续复制；HCV 在体内的低水平复制不足以激发机体的免疫清除效应；HCV 的肝外亲嗜性易造成肝细胞的反复感染，并影响受感染免疫细胞的抗 HCV 能力。

（2）慢性化的机体因素：宿主自身 HLA 遗传多态性以及免疫功能不足以清除病毒是其主要原因。

（3）HBV 或 HCV 感染 > 6 个月，或发病日期不明，但肝组织学符合慢性肝炎；或根据症状、体征、实验室及影像学检查结果综合分析符合慢性肝炎。

### （三）护理评估

1. 健康史

早期患者无明显不适主诉，询问病史部分患者有输血史、洗牙、纹眉及唇线史，偶有乏力等肝脏疾病的表现。

2. 分类

（1）急性丙型病毒性肝炎：成人急性丙型肝炎病情相对较轻，多数为急性无黄疸型肝炎，ALT 升高为主，少数为急性黄疸型肝炎，黄疸为轻度或中度升高。可出现恶心、食欲下降、全身无力、尿黄和眼黄等表现。单纯丙肝病毒感染极少引起肝功能衰竭。在自然状态下，其中仅有 15% 的患者能够自发清除 HCV 达到痊愈，在不进行抗病毒治疗干预的情况下，85% 的患者则发展为慢性丙型肝炎。儿童急性感染丙型肝炎病毒后，50% 可自发性清除 HCV。

（2）慢性丙型病毒性肝炎：症状较轻，表现为肝炎常见症状，如容易疲劳、食欲欠佳、腹胀等。也可以无任何自觉症状。化验 ALT 反复波动，HCV–RNA 持续阳性。有 1/3 的慢性 HCV 感染者肝功能一直正常，抗 HCV 和 HCV–RNA 持续阳性，肝活检可见慢性肝炎表现，甚至可发现肝硬化。

（3）肝硬化：感染 HCV20 ~ 30 年有 10% ~ 20% 患者可发展为肝硬化，1% ~ 5% 患者会发生肝细胞癌（HCC）导致死亡。肝硬化一旦出现失代偿情况，如出现黄疸、腹腔积液、静脉曲张破裂出血、肝性脑病等，其生存率则急剧下降。

3. 辅助检查

（1）肝功能：包括血清 ALT、AST，总胆红素、直接胆红素、间接胆红素，白蛋白、球蛋白，胆碱酯酶、碱性磷酸酶、转肽酶等。

（2）丙肝病毒抗体：抗 HCV 阳性。

（3）丙肝病毒定量：血清 HCV–RNA，了解丙肝病毒复制的活跃程度。

（4）影像学：腹部肝、胆、脾超声检查了解肝脏有无慢性损伤。必要时行腹部增强 CT 或 MRI 检查，以了解病情损伤程度。

（5）肝脏瞬时弹性波扫描：是一种无创检查，可用于慢性丙型肝炎患者肝脏纤维化程度评估。丙型肝炎患者评估肝脏纤维化程度对于确定治疗方案非常重要。

（6）肝组织活检：是评估患者肝脏炎症分级与纤维化分期的金标准。

### （四）护理诊断与合作性问题

**1. 营养缺乏，低于机体需要量**

与肝功能指标异常导致食欲下降，进食少有关。

**2. 有皮肤完整性受损的危险**

与患者胆红素高引起皮肤瘙痒有关。

**3. 活动受限**

与乏力，自理能力下降有关。

**4. 焦虑**

与发病突然，担心预后有关。

### （五）治疗原则

**1. 抗病毒治疗方案**

在治疗前，应明确患者的肝脏疾病是否由 HCV 感染引起，只有确诊为血清 HCV-RNA 阳性的丙型病毒性肝炎患者才需要抗病毒治疗。抗病毒治疗目前得到公认的最有效的方案是：长效干扰素 PEG-IFNa 联合应用利巴韦林，也是现在 EASL 已批准的慢性丙型病毒性肝炎治疗的标准方案（SOC），其次是普通 IFNa 或复合 IFN 与利巴韦林联合疗法，均优于单用 IFNα。聚乙二醇（PEG）干扰素 α（PEG-IFNa）是在 IFNα 分子上交联无活性、无毒性的 PEG 分子，延缓 IFNa 注射后的吸收和体内清除过程，其半衰期较长，每周 1 次给药即可维持有效血药浓度。

直接作用抗病毒药物（DAA）蛋白酶抑制剂博赛匹韦（BOC）或特拉匹韦（TVR），与干扰素联合利巴韦林的三联治疗，2011 年 5 月在美国开始批准用于临床，推荐用于基因型为 I 型的 HCV 感染者，可提高治愈率。期间应密切监测 HCV-RNA，若发生病毒学突破（血清 HCV-RNA 在最低值后上升 > 110 g），应停用蛋白酶抑制剂。

**2. 一般丙型病毒性肝炎患者的治疗**

（1）急性丙型病毒性肝炎：有确切证据提示干扰素治疗能够降低急性丙型病毒性肝炎的慢性化比率，可在 HCV 感染急性肝炎发作后 8 ~ 12 周进行，疗程为 12 ~ 24 周。最佳治疗方案尚未最终确定，但早期治疗对于基因 I 型高病毒载量（> 800 000 logIU/mL）的患者更为有效。

（2）慢性丙型病毒性肝炎：应在治疗前评估患者肝脏疾病的严重程度，肝功能反复异常者或肝穿组织学有明显炎症坏死（G ≥ 2）或中度以上纤维化（S ≥ 2）者，易进展为肝硬化，应给予抗病毒治疗。

（3）丙型病毒性肝炎、肝硬化

①代偿期肝硬化（Child-PughA 级）患者，尽管对治疗的耐受性和效果有所降低，但为使病情稳定、延缓或阻止肝衰竭和 HCC 等并发症的发生，建议在严密观察下给予抗病毒治疗。

②失代偿期肝硬化患者：多难以耐受 IFNa 治疗的不良反应，有条件者应行肝脏移植术。

**3. 特殊丙型病毒性肝炎患者的治疗**

（1）儿童和老年人：有关儿童慢性丙型病毒性肝炎的治疗经验尚不充分。初步临床研究结果显示，IFNa 单一治疗的 SVR 率似乎高于成人，对药物的耐受性也较好。65 岁或 70 岁以上的老年患者原则上也应进行抗病毒治疗，但一般对治疗的耐受性较差。因此，应根据患者的年龄、对药物的耐受性、并发症（如高血压、冠心病等）及患者的意愿等因素全面衡量，以决定是否给予抗病毒治疗。

（2）酗酒及吸毒者：慢性酒精中毒及吸毒可能促进 HCV 复制，加剧肝损害，从而加速发展为肝硬化甚至 HCC 的进程。由于酗酒及吸毒患者对于抗病毒治疗的依从性、耐受性和 SVR 率均较低，因此，治疗丙型肝炎必须同时戒酒及戒毒。

（3）合并 HBV 或 HIV 感染者：合并 HBV 感染会加速慢性丙型病毒性肝炎向肝硬化或 HCC 的进展。对于 HCV-RNA 阳性 /HBV-DNA 阴性者，先给予抗 HCV 治疗；对于两种病毒均呈活动性复制者，建议首先以 IFNα 加利巴韦林清除 HCV，对于治疗后 HBV-DNA 仍持续阳性者可再给予抗 HBV 治疗。对此类患者的治疗尚需进行深入研究，以确定最佳治疗方案。

合并 HIV 感染也可加速慢性丙型病毒性肝炎的进展，抗 HCV 治疗主要取决于患者的 CD4+ 细胞计数和肝组织的纤维化分期。免疫功能正常、尚无即刻进行高活性抗反转录病毒治疗（HAART）指征者，应首先治疗 HCV 感染。正在接受 HAART 治疗、肝纤维化呈 $S_2$ 或 $S_3$ 的患者，须同时给予抗 HCV 治疗，但要特别注意观察利巴韦林与抗 HIV 核苷类似物相互作用的可能性，包括乳酸酸中毒等。对于严重免疫抑制者（CD4+ 阳性淋巴细胞 $< 2 \times 10^8$/L），应首先给抗 HIV 治疗，待免疫功能重建后，再考虑抗 HCV 治疗。

（4）慢性肾功能衰竭：对于慢性丙型病毒性肝炎伴有肾功能衰竭且未接受透析者，不应进行抗病毒治疗。已接受透析且组织病理学上尚无肝硬化的患者（特别是准备行肾移植的患者），可单用 IFNα 治疗（应注意在透析后给药）。由于肾功能不全的患者可发生严重溶血，因此，一般不应用利巴韦林联合治疗。

（5）肝移植后丙型病毒性肝炎：复发 HCV 相关的肝硬化或 HCC 患者经肝移植后，HCV 感染复发率很高。IFNα 治疗对此类患者有效果，但有促进对移植肝排斥反应的可能，可在有经验的专科医生指导和严密观察下进行抗病毒治疗。

丙型病毒性肝炎抗病毒治疗疗程长，不良反应较大，需要在有经验的专家评估指导下安全用药；在治疗期间需及时评估疗效，根据应答指导治疗，并同时密切监控药物的不良反应，尽量避免严重不良反应的发生。

4. 抗病毒治疗的禁忌证

（1）干扰素绝对禁忌证：①妊娠；②精神病史（如严重抑郁症）；③未能控制的癫痫；④未戒掉的酗酒或吸毒者；⑤未经控制的自身免疫性疾病；⑥失代偿期肝硬化；⑦有症状的心脏病；⑧治疗前粒细胞 $< 1.0 \times 10^9$/L；⑨治疗前血小板 $< 50 \times 10^9$/L；⑩器官移植者急性期（肝移植除外）。

（2）干扰素相对禁忌证：甲状腺疾病、视网膜病、银屑病，既往抑郁病史，未控制的糖尿病，未控制的高血压。

（3）利巴韦林的绝对禁忌证：妊娠、严重心脏病、肾功能不全、血红蛋白病及 HB $< 80$ g/L 者。

（4）利巴韦林的相对禁忌证：未控制的高血压、未控制的冠心病及 HB $< 100$ g/L 者。

**（六）护理目标**

（1）患者进食量增多，营养状况得到改善。

（2）皮肤完整性良好。

（3）患者生活能够自理，可以自由活动。

（4）情绪平稳，积极配合治疗。

**（七）护理措施**

1. 饮食护理

对于丙型肝炎患者来说，除了正确用药以外，合理饮食、科学营养也是非常重要的，总的原则是：多吃含蛋白质、维生素，热量较高又比较易消化的食品，少量多餐为好，既要重视蛋白质和热量的摄取，又要考虑维生素和无机盐的补充。

（1）保证充足的热量供给：一般每日以 8 400 ~ 10 500 kJ（2 000 ~ 2 500 kCal）比较适宜。过去提倡肝炎的高热量疗法是不可取的，因为高热量虽能改善临床症状，但最终可致脂肪肝，反而会使病情恶化，故弊大于利。

（2）碳水化合物：一般可占总热能的 60% ~ 70%。过去采用的高糖饮食也要纠正，因为高糖饮食，尤其是过多的葡萄糖、果糖、蔗糖会影响患者食欲，加重胃肠胀气，使体内脂肪贮存增加，易致肥胖和脂肪肝。碳水化合物供给应主要通过主食。

（3）蛋白质供给：为促进肝细胞的修复与再生，应增加蛋白质供给，一般应占总热能的 15%，一般每日每公斤体重给予蛋白质 1 ~ 1.5 g，特别应保证一定数量的优质蛋白，如动物性蛋白质、豆制品等的供给。慢性丙型肝炎患者可进食较多蛋白质，但病情反复或加重、有肝昏迷表现者，应限制蛋白质的摄入量，如限制肉汤、鸡汤等含氮浸出物高的食品，以减轻肝脏负担。

（4）脂肪摄入：一般可不加限制，因肝炎患者多有厌油及食欲缺乏等症状，通常情况下，不会出现脂肪摄入过多的问题。

（5）保证维生素供给：维生素 $B_1$、维生素 $B_2$、烟酸等 B 族维生素以及维生素 C，对于改善症状有重要作用。除了选择富含这些维生素的食物外，也可口服多种维生素制剂。

（6）供给充足的液体：适当多饮果汁、米汤、蜂蜜水、西瓜汁等，可加速毒物排泄及保证肝脏正常代谢功能。

（7）注意烹调方法：增进食物色、香、味、形，以促进食欲。忌油煎、炸等及强烈刺激性食品。

（8）忌烟、酒：酒精会加重肝细胞的损伤，应尽量杜绝喝酒。香烟中的多种有毒物质对肝脏有害，也应该禁止。还应避免使用损害肝脏的药物，以免加重病情。

患者日常生活中除了要注意合理的饮食，适当休息，还应保持良好的心理状态，不要有过分的心理负担，要及时与医护人员沟通，配合治疗，定期复查。

2. 休息与活动

肝炎活动期强调休息，在疾病恢复期可适当进行体育活动，但应注意不在饭后或空腹时运动，一天运动的总时间不超过半小时，不做强烈的肌肉锻炼，如仰卧起坐等。此外，必须注意各型肝炎临床治愈三年内均避免剧烈的体育活动及重体力劳动。

3. 心理护理

保持良好的精神状态和乐观的情绪。肝病患者易产生焦虑、悲观、易怒等心理。中医认为怒伤肝，不良情绪易致肝气郁结，不利于病情恢复。护理人员应该经常巡视病房，与患者交谈沟通，在生活上多给予关心照顾，使患者对医护人员产生信赖感，消除顾虑，树立战胜疾病的信心，积极配合治疗与护理。

4. 用药指导

肝炎患者用药宜少而精，不滥用护肝药物，进入恢复期一般选用 1～2 种保肝药即可。避免服用对肝有损害的药物。

**（八）健康教育**

（1）注意学会根据食欲、体力、小便、皮肤等自我观察病情，如有不适及时就诊。

（2）定期进行肝功能及其他相关检查，一般肝功能正常后三个月内应每半个月复查 1 次肝功能，三个月后每一个月复查 1 次，半年后每年 2 次。

（3）慢性肝炎患者应注意以下几个方面：

①在静止期可从事力所能及的轻工作，避免重体力劳作，肝功能正常 3 个月以上者，可恢复原来的工作，但仍需随诊 1～2 年。

②在医生指导下慎重用药，注意药物的不良反应及剂量的增减。禁用对肝脏损害的药物，如四环素、氯霉素、磺胺药、抗结核药物等。

③戒烟、酒，忌食用含防腐剂的饮料和食物，如橘子汁、可口可乐、方便面等，以防加重肝功能的损害。

④若出现胃部不适、呕血、黑便或皮肤出现血点、瘀斑等出血症状，或者表现为异常兴奋、烦躁不安、定向力减退或表情淡漠、沉默寡言、行为异常等肝性脑病的先兆，应及时就诊。

# 第二节　药物性肝炎

药物性肝炎也称药物性肝损害，是指在使用某一种或者几种药物后，由于药物本身或其代谢产物而引起的不同程度的肝损害。可表现为急性肝损害，也可表现为慢性肝损害，甚至肝硬化和肝衰竭。近年来，由于药物种类的不断增加，新药的不断涌现及各类保健药物的应用，药物性肝炎的发病率明显增高，占所有药物不良反应的 9.5%。在我国肝病中，药物性肝炎的发生率仅次于病毒性肝炎及脂肪性肝病（包括酒精性及非酒精性肝病），发生率较高，但由于临床表现无特异性或较隐匿，常常不能被发现或不能被确诊。所以，简便、客观、特异的诊断指标和特效治疗手段备受重视。

## 一、病因和发病机制

导致肝损伤的药物可被分为可预测性和不可预测性两类，其中大多是不可预测性。可预测性药物性肝病呈剂量依赖性，且与用药时间相关。不可预测性药物性肝病发生的本质原因在于患者自身而不在于药物，只有在特殊体质的条件下药物才能诱发特异性反应，从而诱发肝的病理损伤。

药物诱导肝损伤的机制尚不十分清楚，主要与药物代谢异常、药物介导免疫损伤、机械动力系统异常、遗传因素等有关。

### （一）直接性肝损伤

1. 药物代谢异常

生物转化是指外源化学物在机体内经多种酶催化的代谢转化，肝是生物转化作用的主要器官。药物在肝经过Ⅰ相和Ⅱ相反应并在肝药酶的作用下降低脂溶性，增强极性，促进其经肾排泄。Ⅰ相反应中最重要的肝药酶为细胞色素 $P_{450}$ 酶系，该酶系对药物的代谢具有双重性，既可解毒也可增加药物毒性。Ⅱ相反应中的底物或者酶出现异常，可影响药物毒性代谢产物的生物转化而产生肝毒性。

2. 机械动力系统异常

某些药物可影响肝细胞膜上的转运蛋白以及与之相协调的机械动力系统结构和功能，进而影响胆汁的转运和分泌，造成肝内胆汁淤积。

### （二）间接性肝损伤

1. 药物介导免疫损伤

在少数特异性个体，药物正可与肝内的某些特异性蛋白结合形成抗原，或在 $P_{450}AL$ 的作用下生成某些代谢产物后，再与 $P_{450}$ 共价结合形成 $P_{450}$ 药物结合物，继而引起机体的细胞免疫或体液免疫。

2. 遗传因素

遗传基因上的差异可使个体间肝药酶的活性表现出明显的差异，最终反映在药物代谢上的多态性。药物介导的免疫反应与机体 HLA 遗传多态性密切相关。编码细胞因子 i～10 的启动子和 TNF-α 的遗传多态性也与能否发生药物性肝病有一定的关联。

3. 其他因素

除上述因素外，年龄、性别以及机体的营养状况也都影响药物的代谢。

## 二、护理评估

### （一）健康史

询问病史，患者近期有否用药史。

### （二）临床分型

1. 肝细胞损伤型

多种药物都可以诱导急性肝炎样表现，其中对乙酰氨基酚、异烟肼是最常见且最具代表性的药物。临床表现类似于急性病毒性肝炎，占药物性肝病的 90%。血清生化特征是 ALT 显著升高至正常上限 2 倍以上。组织学特征为肝细胞坏死以及门管区淋巴细胞和嗜酸性粒细胞浸润。坏死既可为局灶性也可为弥漫性，出现大面积坏死时，可引起急性肝衰竭甚至死亡，病死率高达 90%。

2. 胆汁淤积型

本型可分为单纯性胆汁淤积和胆汁淤积性肝炎。单纯性胆汁淤积的组织学表现为毛细胆管胆汁淤积，不伴或仅伴轻度肝细胞炎症，门管区也可见炎症反应。患者的主要临床表现为黄疸和瘙痒，结合胆红素、GGT、ALP 升高 > 正常上限 2 倍，而 ALT 正常或轻度升高，R（ALT/AIP）< 2。胆汁淤积性肝炎患者不仅有毛细胆管胆汁淤积的组织学特征，且伴有不同程度的肝细胞坏死和门管区单核细胞、嗜酸性粒细胞及中性粒细胞等炎性细胞浸润。临床表现为黄疸及上腹部不适，ALT 及 ALP 均升高为正常上限 2 倍以上，R（ALT/ALP）介于 2～5。

3. 变态反应型

本型既可表现为急性肝炎也可表现为急性胆汁淤积，或两者兼有。典型表现为发热、关节痛、皮疹、外周血嗜酸性粒细胞计数增加。血清中可检测到 ANA/AMA 和 SMA 等自身抗体，但并不具有特异性诊断价值。当再次接触同药物时，病情可迅速复发，此点为本型肝损伤的重要特征。

4. 脂肪型肝炎型

本型组织学主要表现为巨泡性脂肪肝，病理改变与酒精、糖尿病、肥胖等因素所致脂肪肝相似。临床表现类似慢性肝炎，病情演变过程缓慢。

### （三）辅助检查

1. 实验室检查

（1）ALT 和 AST：血清 ALT 水平是评价肝细胞损伤的敏感指标；80% 的 AST 存在于线粒体，其升高反映肝细胞受损更为严重。

（2）胆红素：药物致肝细胞或者胆管受损可引起胆红素升高。

（3）ALP：对于肝细胞损伤并不敏感，但对干扰胆汁流动的肝内、外因素十分敏感。

（4）GGT：当肝内合成亢进或胆汁排出受阻时，血清 GGT 升高。

2. 影像学检查

超声检查对肝硬化、肝占位性病变、脂肪肝和肝血管病变有一定的诊断价值。CT 对于肝硬化、肝占位性病变的诊断价值优于超声检查。

3. 肝组织活检

在药物性肝病的诊断中，肝组织活检主要用于排除其他肝疾病所造成的肝损伤。

## 三、护理诊断与合作性问题

1. 有皮肤完整性受损的危险

与患者胆红素高引起皮肤瘙痒有关。

2. 自我形象紊乱

与胆红素高皮肤重度黄染有关。

3. 焦虑

与突发疾病不了解预后有关。

## 四、治疗原则

本病治疗原则首先是停止和防止再使用导致肝损伤的相关药物，早期清除和排泄体内药物，并尽可能避免使用药理作用或化学结构相同或相似的药物，谨慎同时使用对药物代谢酶有诱导或抑制作用的药物；其次是对已存在的肝损伤或肝衰竭患者进行对症支持治疗。

1. 还原型谷胱甘肽

为人体内主要的抗氧化剂，可促进药物在肝中的生物转化，加速药物排出，减轻肝损伤。

2. 乙酰半胱氨酸

为细胞内还原型谷胱甘肽的前体，可促进谷胱甘肽在细胞内的生物合成，是脂溶性药物，相对分子质量小于谷胱甘肽，比外源性谷胱甘肽更易进入肝细胞发挥作用。

3. 腺苷甲硫氨酸

转甲基作用可加快胆酸转运，对肝内胆汁淤积有一定的防治作用；转巯基作用通过促进谷胱甘肽的合成而促进药物的生物转化，

4. 甘草酸和糖皮质激素

甘草酸在体内的代谢产物既可促进药物在 II 相反应中的生物转化，又可促进类固醇激素样作用，从而抑制药物介导的免疫病理损伤对有明显肝细胞损伤及胆汁淤积患者可短期应用糖皮质激素，尤其是对伴有发热、皮疹、关节疼痛的变态反应型药物性肝病患者。

5. 熊去氧胆酸

为内源性亲水性胆汁酸，可改善肝细胞和胆管细胞的分泌，并有免疫调节作用。

6. 多烯磷脂酰胆碱

可与膜结合，起到修复、稳定、保护生物膜的作用。

7. 其他

治疗重症患者出现肝衰竭或重度胆汁淤积时，除积极纠正肝衰竭外，还可采用血液透析、血液滤过、血液／血浆灌流以及血浆置换等人工肝支持疗法。此外，还可采用分子吸附再循环系统、生物型及混合型人工肝进行治疗，必要时也可考虑肝移植。

## 五、护理目标

（1）皮肤完整性良好。

（2）患者能够接受现实，采取措施维护个人良好形象。

（3）焦虑减轻，面对病情积极治疗。

## 六、护理措施

1. 停止使用具有潜在肝损伤作用的药物

必须应用时在权衡利弊后，再决定是否使用。绝大多数患者停药后病情可恢复，根据肝损伤程度，病情恢复快慢不一，短则几周，长则数年。少数肝损伤严重者预后不佳。

2. 饮食指导

以适当热量、清淡饮食为宜，多饮水以促进代谢产物和毒素排泄，蛋白质摄入每日 1.5 ~ 2 g/kg。对于病情反复或加重，尤其疑有肝病、脑病者，应限制蛋白质摄入，每日 0.5 g/kg 以内。

3. 活动、休息指导

急性期应卧床休息至黄疸消退或自觉症状改善后，恢复期可逐渐增加活动，以不感到疲劳为度，应根据病情活动情况调整运动量。

4. 心理指导

安慰、体贴患者，消除患者思想负担，使其积极配合治疗与护理。

# 第三节 非酒精性脂肪性肝炎

非酒精性脂肪性肝病是指除酒精外和其他明确的肝损害因素所致的，以弥漫性肝细胞大泡性脂肪变为主要特征的临床病理综合征。非酒精性脂肪性肝病包含一系列肝损伤，从单纯脂变性到脂肪性肝炎，进展到肝纤维化，甚至肝硬化。本病有遗传易感性，发生于不酗酒的人群，胰岛素抵抗和氧化应激在非酒精性脂肪性肝病的发病中起主要作用。在过去的 10 ~ 15 年中，美国和其他发达国家，各年龄组中脂肪性肝炎的发病与肥胖和糖尿病的增多是平行的，随着肥胖和糖尿病的发病率增加，非酒精性脂肪性肝病现已成为我国常见的慢性肝病之一。

## 一、病因和发病机制

1. 病因

肥胖、2 型糖尿病（非胰岛素依赖型）、高脂血症、药物中毒、营养不良、某些原因过度消耗等全身性疾病在肝脏产生相应的病理改变，尤其是肥胖、2 型糖尿病、高脂血症单独或共同存在，成为非酒精性脂肪性肝病的易感因素。

2. 发病机制

肝脏是机体脂质代谢的中心器官，肝内脂肪主要来源于食物和外周脂肪组织。大部分脂质以甘油三酯（TG）形式潴留于肝细胞内，是发展为脂肪性肝炎的必要条件，肝内脂质蓄积源于下列因素：①游离脂肪酸（FFA）经血循环入肝增多；②肝细胞合成 FFA 增加或从碳水化合物转化为 TG 增多；③脂肪酸在肝内线粒体内氧化利用油二酯增多；④极低密度脂蛋白（VLDL）合成、分泌障碍，甘油三酯运出肝细胞少，最终 TG 在肝细胞内蓄积，出现大泡性或以大泡性为主的肝细胞脂肪变性，为非酒精性脂肪性肝病的特征性病改变。

3. 分型

根据肝内脂肪变、炎症和纤维化的程度，将非酒精性脂肪性肝病分为三型：单纯性脂肪性肝病、脂肪性肝炎、脂肪性肝硬化。

（1）单纯性脂肪性肝病：肝小叶内 > 30% 的肝细胞发生以大泡性为主的脂肪变性，肝细胞无炎症、坏死。据肝内脂肪沉积程度，脂肪肝分为轻、中、重三度，即分别占肝湿重的 5% ~ 10%、10% ~ 25%、25% 以上。

（2）脂肪性肝炎：大部分肝小叶内存在脂肪变性、炎症性坏死。肝腺泡Ⅲ区出现肝细胞气球样变，腺泡点灶状坏死，门管区炎症伴（或）门管区周围炎症，进而窦周 / 细胞周纤维化扩展到门管区及周围，出现局灶性或广泛桥接纤维化。

（3）脂肪性肝硬化：大体形态上为小结节性肝硬化。肝小叶结构破坏，形成假小叶和广泛纤维化，可分为活动性和静止性。肝硬化发生后，肝细胞内脂肪变性减轻甚至完全消退。

## 二、护理评估

1. 健康史

非酒精性脂肪性肝病起病隐匿，慢性病程，常无症状。

2. 症状

少数患者有乏力、右上腹轻度不适、肝区隐痛或上腹胀痛等非特异症状。严重脂肪性肝炎时可出现黄疸、食欲缺乏、恶心、呕吐等症状。

3. 体征

部分患者肝脏肿大。发展至肝硬化失代偿期时其临床表现与其他原因所致肝硬化相似。

4. 辅助检查

（1）血液检查：常有血清 ALT、AST、γ–CT 水平正常或轻、中度升高（< 5 倍正常值上限）常以 ALT 升高为主。

（2）影像学检查：B 超检查是诊断脂肪性肝病重要而实用的手段，脂肪性肝病的准确率达 70% ~ 80% 左右。CT 特别是 MRI 对区分局灶脂肪浸润和局灶肝转移有意义。

（3）肝穿刺活组织检查：肝活检不仅是确诊 NAFLD 的最好方法，对鉴别诊断有重要意义，而且是提供重要预后信息的最敏感和特异的方法。

## 三、护理诊断与合作性问题

1. 营养失调

高于机体需要量与高热量及高脂肪食物摄入过多致营养过剩有关。低于机体需要量与酒精摄入影响蛋白质和维生素摄入致营养不良有关。

2. 知识缺乏

缺乏有关脂肪肝致病因素的防治知识。

3. 焦虑

与担心疾病预后有关。

4. 潜在并发症

戒掉综合征。

## 四、治疗原则

非酒精性脂肪性肝病的治疗强调控制病因，改善不良生活行为，如调节饮食、适度锻炼，以维持理想体重、正常血脂和血糖水平，辅以适当的保肝、去脂、抗纤维化的药物治疗。肝移植可治愈早期非酒精性脂肪性肝病患者，并能延长晚期患者生存期。

1. 病因治疗

控制患者的危险因素是最重要的治疗措施。减肥和运动可改善胰岛素抵抗，是治疗肥胖相关、非酒精性脂肪性肝病的最佳措施。单纯性脂肪性肝病和脂肪性肝炎可借此措施逆转乃至完全恢复。限制热卡及脂肪（特别是饱和脂肪酸）摄入，使体重逐步下降（每周减轻 1 kg 左右），体重下降过快则加重肝损害，应在减肥过程中监测体重及肝功能。坚持足量的运动锻炼以维持理想体重。对糖尿病或高脂血症患者，应适当控制代谢，如限制及调整高脂血症者饮食结构、积极控制糖尿病患者血糖。停止使用可致非酒精性脂肪性肝病 NAFLD 的药物，也能避免损伤肝脏。

2. 药物治疗

目前尚无有效的药物治疗，临床用药疗效多不肯定。多烯磷脂酰胆碱（易善复），S- 腺苷甲硫氨酸等不良反应少，可试用。维生素 E 具抗氧化作用，常规用于脂肪性肝炎治疗。胰岛素增敏剂（如二甲双胍、曲格列酮、罗格列酮、匹格列酮等）有一定临床效果：绿茶可减少肝细胞内脂肪堆积，预防脂肪变性和脂肪动员，可预防肝损伤，但不能阻止乙醇对肝脏的损伤，二氯醋酸、二异丙胺（甘乐）可抑制血中 TG 和胆固醇的合成，抑制脂肪动员，改善糖脂代谢及肝功能，从而安全有效地治疗非酒精性脂肪性肝病。一般认为降脂药只用于血脂升高明显者，因其使血脂集中在肝脏代谢，进一步损害肝细胞，故应慎重使用，并在用药期间密切监测肝功能情况。

## 五、护理目标

（1）通过饮食控制，患者体重明显减轻。
（2）成功戒除烟、酒，改变饮食习惯。
（3）掌握非酒精性脂肪性肝病常见病因并自觉规避。
（4）情绪平稳，积极治疗。
（5）平稳度过戒掉期。

## 六、护理措施

1. 起居护理

减肥和运动是对非酒精性脂肪性肝病的最佳措施。以各种运动代替传统的久坐不动的生活方式是增加能量消耗的常用方法。在日常轻体力活动的基础上，每天从事 30 min 中等强度的体力活动，每周 5 d；或每天从事 20 min 强体力活动，每周 3 d；或中等强度和强体力活动相结合，达到每周运动量 450 ~ 750MET（代谢当量），是目前推荐的获得显著健康的最低运动量。每天至少 30 min 的运动量也可以由每次 10 min 的间断性运动累积达到。经常性的体力活动对个体和公众健康都很重要，坚持足量的运动锻炼对脂肪肝患者尤为重要。

2. 饮食护理

对非酒精性脂肪性肝病（NAFLD）患者，限制及调整高脂血症者饮食结构，尤其是饱和脂肪酸及糖类物质的摄入，是最佳护理措施。水果、蔬菜、奶制品和很多谷物中所固有的糖称为自然存在的糖，在食品制作过程中或餐桌上额外加入的糖称为添加糖。因软饮料、水果饮料、甜点和方便食品中应用大量添加糖，摄入过多则能量过多，进而出现脂质代谢异常、空腹血糖升高、胰岛素敏感性降低及腹部脂肪沉积，故应限制摄入，其中添加糖总量不应超过总热量的 25%，即女性每日在饮食中应摄入不超过 100 kcal 的添加糖，而男性每日在饮食中应摄入不超过 150 Kcal 的添加糖。

对酒精性肝病患者，因酒精摄入致吸收不良，一方面应限制添加糖的摄入；另一方面，还应强调在戒酒的基础上给予高热量、高蛋白、低脂饮食，并补充多种维生素（如维生素 B、C、K 及叶酸）以避免营养不良。

3. 用药护理

（1）多烯磷脂酰胆碱（易善复）：为必需磷脂，内含天然胆碱磷酸二甘油酯、不饱和脂肪酸等，有助于肝细胞修复。注意胶囊不应咀嚼，用足够液体整体吞服，餐后或餐中服，视病情轻重疗程可达一年。因本药注射液的性质极稳定，胶囊或注射液保存温度不宜大于 25℃：静注时不可与其他任何注射液混合；静滴时只能用 5%（或 10%）葡萄糖注射液或 5% 木糖醇注射液稀释，若用其他溶液配制，配制后溶液应

pH < 75，严禁用生理盐水或林格液稀释，只能使用澄清液体。口服本药时注意胃肠不适、腹泻等不良反应，以及是否有过敏反应。

（2）S-腺苷甲硫氨酸（思美泰）：为利胆药，可减轻肝内胆汁淤积，延缓肝硬化发生。本药肠溶片须整片吞服，不得嚼碎，两餐间服用，静注时应缓慢，不与碱性液体、含钙离子溶液及高渗溶液（如10%葡萄糖）配伍，粉针剂须在使用前用所附溶剂溶解，溶解后的注射液保存时间不超过6 h。长期应用本药未见严重不良反应，以下不良反应轻微且短暂，无须停药，如浅表性静脉炎、头痛、出汗、胃灼热、上腹痛、恶心、腹泻，特别敏感者可有昼夜节律紊乱。睡前服用催眠药可减轻症状。有血氨增高的肝硬化前或肝硬化者，用药期间应监测血氨水平。

（3）维生素E：具有抗氧化作用，可减轻氧化应激反应，从而防止肝细胞损伤。维生素E生理需要量成年男性10 mg/d，女性8 mg/d，如需长期服用，一日剂量不宜超过200 mg。若长期过量用药可减少维生素A的体内贮存，出现恶心、呕吐、眩晕、头痛、视力模糊、皮肤皲裂、唇炎、口角炎、腹泻、乳腺肿大、乏力等不良反应。

（4）戒酒药物：酒精过量中毒者可用纳曲酮0.4 mg，缓慢静推，以缓解中毒症状；酒精成瘾者常规用苯二氮䓬类药物进行脱瘾治疗，与乙醇有交叉耐受性，可明显缓解戒掉症状，遵医嘱用量，注意观察疗效及有无嗜睡和共济失调等不良反应，酒精戒掉症状出现时需很谨慎使用镇静剂。

①在戒酒过程中，应向患者说明戒酒后肝功的异常不会立即恢复，须告知脂肪型肝炎患者在其完全戒酒2～4周后，肝功才明显改善甚至恢复，若戒酒3～6个月后血清转氨酶仍未能恢复，则考虑其存在酒精性肝炎（AH），让患者心中有数，做好充分的思想准备，制订现实的目标，使之增强信心，不要急于求成，以免因失望而出现沮丧心理。

②对于严重酒依赖者，戒酒过程中要注意以下几点：a. 戒酒时最好住院，一方面可以断绝酒源，另一方面有医生和护士的照顾，也比较安全；b. 注意发生戒掉综合征，可采用递减法逐渐戒酒，无论一次或分次戒酒，临床上均要密切观察和监护，尤其在戒酒后第一周注意评估患者体温、脉搏、血压、意识状态和定向力，及时处理可能发生的戒掉症状，以免危及生命；c. 在戒酒过程中可能出现癫痫发作；d. 应注意补充维生素B族，改善营养状态；e. 遵医嘱给予戒酒药物纳洛酮等辅助治疗，观察该药疗效及是否有恶心、呕吐、烦躁不安、心动过速，原有低血压应用异丙基肾上腺素者，可出现室速甚至室颤等不良反应，应及时备好抢救药品和器械。

4. 心理护理

（1）向患者讲解单纯性脂肪性肝病经减肥和运动等积极治疗可完全恢复，酒精性脂肪肝戒酒后亦可完全恢复，以免其担心预后，减轻焦虑。

（2）根据患者的年龄、文化、社会背景、性格特点制订心理护理策略，并自始至终贯穿于治疗与护理的全过程中。不论是减肥、运动锻炼，还是戒酒，均应强调持之以恒的重要性。

（3）酒精性肝病患者在疾病严重发作、社会生活打击（如失业、家庭破裂）以及医生劝告之后而自愿戒酒，但戒除却很困难，指导患者进行有效的情绪控制，提供其情感支持，患者每前进一步都要予以表扬，鼓励其坚持治疗。

（4）对酒精依赖者应针对性开展认知领悟疗法，帮助其认识成瘾物质的特点、危害性、治疗的艰巨性和重要性；通过心理支持疗法给予患者充分地理解、支持，必要的同情、鼓励和包容；通过摆脱不良环境刺激，法制教育和管理，帮助其建立起新的支持系统；通过工娱治疗，增强个体的社会适应能力、意志力；必要时给予厌恶疗法，抑制并矫正其不良行为等。

（5）定期组织患者与病情类似且控制较好的患者建立联系，交流有效的控制方法。

# 七、健康教育

1. 知识宣教

向患者及家属讲解非酒精性脂肪性肝病和酒精性肝病的发病原因、机理、临床表现和转归。告知患者如能对病因加以控制，单纯性脂肪性肝病和脂肪性肝炎、单纯酒精性肝病均可逆转至恢复正常。

2. 休息与活动

减肥和运动可改善胰岛素抵抗，是治疗肥胖相关 NAFLD 的最佳措施，鼓励患者建立健康的生活方式，鼓励运动，强身健体。

3. 饮食指导

戒酒可使单纯性酒精性肝病患者恢复正常，但在其基础上应给予高热量、高蛋白、低脂、高维生素饮食，以保证营养摄入的均衡。

# 第四节　酒精性肝炎

酒精性肝病是由于长期大量饮酒（嗜酒）所致的肝脏损伤性疾病。早期酒精性脂肪肝时，戒酒后可完全恢复。持续或短期内的大量饮酒可发展成酒精性肝炎、酒精性肝纤维化和酒精性肝硬化，甚至发生酒精相关性肝癌。流行病学研究表明，全世界患脂肪肝 20 亿，每年死亡人数 8000 万，其中近 50% 为饮酒所致。本病在欧美等国多见，我国 1982—2000 年饮酒者增加 20 倍，酒精相关疾病增加 10 倍，肝硬化增加 3 倍，调查发现我国成人的酒精性肝病患者患病率为 4%。

## 一、病因和发病机制

1. 病因

增加酒精性肝病发生的危险因素有多种，主要与饮酒的量、患者的营养状态遗传和代谢特征有关。具体如下：

（1）酗酒剂量及时间：女性饮酒 20 g/d 或男性饮酒 60 g/d，数年后可使肝脏受损，如饮酒 150 ~ 200 g/d，持续 10 ~ 12 d，健康人亦发生脂肪肝；平均摄入乙醇 80 g/d 达十年以上会发展为酒精性肝硬化。单纯饮酒不进食或同时饮用多种不同的酒也易发生酒精性肝病。

（2）患者营养状态：乙醇使食欲下降且对肠道和胰腺有毒性作用而引起吸收不良，若患者缺乏一种或数种营养素又可加重乙醇的毒性作用，致患者营养不良加重。

（3）遗传代谢特征：酒精性肝病的发生常有家族倾向并存在明显的个体差异，但具体的遗传标记尚未确定。日本人和中国人乙醇脱氢酶（ADH）的同工酶有异于白种人，其活性较低，饮酒后血中乙醛浓度很快升高而产生各种酒后反应，对继续饮酒起到自限作用。同样乙醇摄入量女性比男性易患酒精性肝病，与女性体内 ADH 含量低，酒精代谢减少有关。

（4）其他肝病：如乙型或丙型肝炎病毒感染可增加酒精性肝病发生的危险性，并可使酒精性肝损害加重。

2. 发病机制

乙醇进入人体后主要在小肠吸收，90% 以上在肝内代谢。低至中浓度的乙醇主要通过 ADH 作用脱氢转化为乙醛：高浓度的乙醇在肝微粒体乙醇氧化酶系统催化下，辅酶 Ⅱ 与 $O_2$ 将乙醇氧化为乙醛。乙醛进入微粒体内经乙醛脱氢酶作用脱氢转化为乙酸，后者在外周组织中降解为水和 $CO_2$。在乙醇转为乙醛及乙醛进而转化为乙酸过程中，氧化型辅酶 Ⅰ 转变为还原型辅酶 Ⅰ。乙醇所致肝损害主要表现为大泡性或大泡性为主伴小泡性的混合性肝细胞脂肪变性，结合是否伴有炎症反应和纤维化，可分为酒精性脂肪肝、酒精性肝炎、酒精性肝纤维化和酒精性肝硬化。

酒精性脂肪肝时，小叶中央区散在单个或小片状肝细胞脂肪变性，进一步弥漫分布，肝细胞无炎症、坏死，小叶结构完整。酒精性肝炎、肝纤维化时，肝细胞坏死、中性粒细胞浸润、小叶中央区肝细胞内出现酒精性透明小体–Mallory 小体，重者出现融合性坏死和（或）桥接坏死，窦周／细胞周和中央静脉周围纤维化，可扩至门管区，中央静脉周围硬化性玻璃样坏死，门管区灶性或广泛的星芒状纤维化甚至桥接纤维化。酒精性肝硬化病理改变同脂肪性肝硬化。

本病发病机制尚未完全阐明，可能有以下多种情况：①中间代谢物乙醛能与蛋白质结合形成乙醛–蛋白加合物，后者直接损伤肝细胞，且可作为新抗原诱导细胞及体液免疫反应，致肝细胞出现免疫性损伤；

②乙醇代谢的耗氧过程导致小叶中央区缺氧；③乙醇在 MEOS 途径中产生活性氧，对肝组织有损害；④乙醇代谢过程消耗 NAD 而使 NADH 增加，导致依赖 NAD 的生化反应减弱而依赖 NADH 的生化反应增高，这一肝内代谢的紊乱可致高脂血症和脂肪肝；⑤肝脏微循环障碍和低氧血症，长期大量饮酒患者血液中酒精浓度过高，肝内血管收缩、血流减少、血流动力学紊乱、氧供减少以及酒精代谢氧耗增加，进一步加重低氧血症，导致肝功能恶化。

## 二、护理评估

酒精性肝炎患者临床表现差异较大，一般与饮酒的量和酗酒的时间长短有关，因个体遗传代谢特征、营养状态以及原有肝脏损害程度的不同而有明显差异，肝脏可长时间代偿而无任何症状。

### （一）健康史

酒精性脂肪肝患者有长期饮酒史，一般状态良好，常无症状或症状轻微，可有乏力、食欲缺乏、右上腹隐痛或不适等。

### （二）症状和体征

常在近期（数周至数月）大量饮酒后，出现全身不适、食欲缺乏、恶心与呕吐、乏力肝区疼痛等症状。查体一般为低热伴黄疸、肝大并有压痛。严重者可并发急性肝功能衰竭。

酒精性肝硬化发生于长期大量饮酒者，以门脉高压为主要表现，与其他原因所致肝硬化临床表现相似，可伴慢性酒精中毒的精神神经症状、慢性胰腺炎等其他表现。

查体见肝脏不同程度肿大。

### （三）辅助检查

1. 实验室检查

酒精性脂肪肝可有血清天门冬氨酸氨基转移酶（AST）、丙氨酸氨基转移酶（ALT）轻度升高。酒精性肝炎具有特征性的酶学改变，即 AST 升高比 ALT 升高明显。AST/ALT 常大于 2，但 AST 和 ALT 值很少大于 500 IU/L，$\gamma$ - 谷氨酰转肽酶（GCT）、总胆红素（TBI）、凝血酶原时间（PT）和平均红细胞容积（MCV）等指标也可有不同程度的改变。

2. 影像学检查

B 型超声检查可见肝细胞脂肪性变，伴有肝脏增大。CT 检查可准确显示肝脏形态及密度变化。发展至酒精性肝硬化时各项检查发现与其他原因引起的肝硬化相似。

3. 肝活组织检查

肝活组织检查是确定酒精性肝病及分期、分级的可靠方法，是判断其严重程度和预后的重要依据。

## 三、护理诊断与合作性问题

1. 营养失调

低于机体需要量与患者进食少有关。

2. 受伤的危险

与大量饮酒后外伤有关。

3. 酒精戒掉表现

与长期大量饮酒致酒精依赖有关。

## 四、治疗原则

酒精性肝炎患者不需要特殊的药物处理，戒酒和营养支持是主要的治疗方法。管理酒精依赖或中毒的脂肪肝患者经常需要识别和处理戒掉综合征。应给予适当的维生素、矿物质和微量元素替代治疗。严重酒精性肝硬化患者可考虑肝移植。

1. 戒酒

戒酒是治疗酒精性肝病的关键。戒酒不仅使脂肪肝患者整体身体素质（食欲、体能、记忆力、工作效率）

明显提高，而且也能使肝脏本身的形态（包括组织学）和生化学指标恢复，如仅为酒精性脂肪肝，戒酒 4～6 周后脂肪肝可停止进展，彻底戒酒可使轻、中度的酒精性肝炎临床症状及血清转氨酶升高乃至病理学改变逐渐减轻，而且酒精性肝炎、纤维化及肝硬化患者的存活率明显提高。但对临床上出现肝功衰竭表现（凝血酶原时间明显延长、腹水、肝性脑病等）或病理学有明显炎症浸润或纤维化者，戒酒未必可阻断病程发展。

2. 药物治疗

多烯磷脂酰胆碱可稳定肝窦内皮细胞膜和肝细胞膜，降低脂质过氧化，减轻肝细胞脂肪变性及其伴随的炎症和纤维化。美他多辛有助于改善酒精中毒。糖皮质激素可缓解重症酒精性肝炎症状，改善生化指标。其他药物（如 S- 腺苷甲硫氨酸）有一定的疗效。中药通过舒肝、促进血液循环、化痰等也可有效改善酒精导致的肝脏脂肪变性。

3. 肝移植

患者在肝移植前一般需戒酒至少 3～6 个月，且无严重的其他脏器的酒精性损害。酒精性肝硬化肝移植后的生存期与其他原因导致的晚期肝病相类似或更好。影响肝移植后患者生存质量的主要问题是移植后再饮酒，往往发生在第一年，这些患者迅速发生组织学上的肝损伤（如肝纤维化）等。

## 五、护理目标

（1）营养状态改善，进食量增加。
（2）无外伤发生。
（3）成功戒酒。

## 六、护理措施

1. 戒酒

协助患者戒酒，传授患者健康饮酒知识。喝酒时不要喝碳酸饮料，如可乐、汽水等，以免加快身体吸收酒精的速度；喝白酒时，要多喝白开水，以利于酒精尽快随尿排出体外；喝烈酒时最好加冰块。空腹喝酒时酒吸收快且易刺激胃黏膜，应在饮酒前口服牛奶，也可吃几片面包，利用食物中脂肪不易消化的特性来保护胃部。指导患者如何戒酒。

2. 心理护理

良好的心态对于疾病的治疗很有效，要有战胜疾病的信心。

3. 休息与运动

酒精性肝病的患者生活上更要注意休息，根据病情的不同阶段掌握动静结合的关系，以休息为主，工作上不能太劳累，不能参加太剧烈的活动。做到生活自理，适当休息。酒精肝恢复的时候应适当地运动，活动以无疲乏感为度，避免劳累过度，耗伤气血。酒精肝患者平时还要锻炼身体，增强自身的体质，减少或防止其他疾病的发生。在治疗中，要根据自己的病情选择适当的锻炼方法。

4. 饮食护理

平时应多吃富含维生素 B 族的动物肝脏，猪、牛、羊肉、蛋黄、蔬菜，燕麦等粗粮。酒精对肝脏的伤害较大，喝酒时多吃绿叶蔬菜，其中的抗氧化剂和维生素可保护肝脏，豆制品中的卵磷脂有保护肝脏的作用，饮酒时也应多食。

# 第八章
# 泌尿系统疾病的护理

## 第一节　原发性肾小球疾病及护理

肾小球疾病指具有相似临床表现如血尿、蛋白尿、水肿和高血压，但病因、发病机制、病程和预后却不尽相同，病变主要累及双肾肾小球的一种疾病。可分为原发性、继发性、遗传性三类。原发性肾小球疾病多数病因不清楚，占肾小球疾病的绝大多数，是引起慢性肾衰竭的主要疾病。

根据 1992 年原发性肾小球疾病临床分型标准，可将其分为：

（1）急性肾小球肾炎（AGN）。

（2）急进性肾小球肾炎（RPGN）。

（3）慢性肾小球肾炎（CGN）。

（4）肾病综合征（NS）。

（5）隐匿性肾小球疾病 [ 无症状性蛋白尿和（或）血尿 ]。

### 一、急性肾小球肾炎及护理

#### （一）概述

急性肾小球肾炎简称急性肾炎，又称为急性感染后肾小球肾炎，溶血性链球菌感染为最常见病因，常于感染后 1 ~ 4 周发病，临床以血尿、蛋白尿、高血压、水肿及肾功能一过性减退为主要表现，病初血清补体 $C_3$ 下降。病理表现为毛细血管内增生性肾小球肾炎。该病多能自发痊愈，但重症可出现心力衰竭、脑病、急性肾衰竭等并发症。

急性肾小球肾炎好发于儿童，男性多见，儿童约占总发病率的 90%。高峰发病年龄 2 ~ 6 岁，小于 2 岁的儿童占总发病率 5% 以下，大于 40 岁的成人占总发病率 10 以下。

#### （二）病因

急性肾炎的病因主要是链球菌感染，包括扁桃体炎、脓皮病及丹毒等。其次为葡萄球菌感染、肺炎球菌感染和病毒及寄生虫感染。

#### （三）病理

肾脏体积可增大，病理类型为毛细血管内增生性肾小球肾炎。病变主要累及肾小球，光镜下为弥漫性肾小球病变，以内皮细胞及系膜细胞增生为主，急性期可伴有中性粒细胞及单核细胞浸润，严重时，增生和浸润的细胞可压迫毛细血管袢使管腔狭窄或闭塞。肾小管病变不明显，肾间质可有灶性炎性细胞浸润及水肿。免疫病理检查可见 $C_3$ 及 IgG 呈颗粒状沿毛细血管壁和系膜区沉积。电镜下可见肾小球上皮细胞下有驼峰状大块电子致密物存在。

#### （四）护理评估

1. 临床表现

本病在链球菌感染后常有 1 ~ 3 周的潜伏期，起病急，临床表现的严重程度不一，伴有血尿、蛋白尿，可有管型尿（红细胞管型、颗粒管型等），常有高血压及水钠潴留症状，有时有短暂的氮质血症，患者常有疲乏、厌食、恶心、呕吐、嗜睡、头晕、视物模糊及腰部钝痛等全身表现。轻者可仅有镜下血尿及血清补体 $C_3$ 异常；重者不仅有急性肾炎综合征的表现，并常可并发急性肾衰竭、急性心力衰竭和高血压脑病等。本病大多预后良好，常可在数月内临床自愈（表 8-1）。

### 表 8-1 急性肾小球肾炎典型表现

| 临床表现 | 特点 |
| --- | --- |
| 尿异常 | 血尿、蛋白尿、尿量减少 |
| 水肿 | 晨起眼睑、颜面部水肿，呈特殊的肾炎面容 |
| 高血压 | 多为轻度或中度高血压，少数患者可出现严重高血压及高血压脑病 |
| 少尿 | 尿量少于 500 mL/d |
| 肾功能损伤 | 常有一过性氮质血症，少数预后不佳， |
| 严重的并发症 | 心力衰竭、高血压脑病、急性肾衰竭 |

（1）尿异常。

①血尿：常为起病的首发症状，患者几乎均有血尿，为肾小球源性，约 40% 呈肉眼血尿，数天至一两周转为镜下血尿。镜下血尿持续时间较长，常 3 ~ 6 个月或更久。

②蛋白尿：几乎全部患者尿蛋白阳性，多为轻中度，少数患者尿蛋白可超过 3.5 g/d，达到肾病综合征水平。蛋白尿多在几周内消失，很少延至半年以上。

③尿量减少：多数患者起病时尿量减少，常降至 400 ~ 700 mL/d，1 ~ 2 周后逐渐增多，发展至少尿、无尿者不多见。

（2）水肿：70% ~ 90% 的患者发生水肿，常表现为晨起眼睑、颜面部的水肿，呈特殊的肾炎面容。水肿多为轻、中度，少数患者可在数日内转为重度水肿。

（3）高血压：见于 80% 左右的患者，多为轻度或中度高血压，常于利尿消肿后恢复正常。高血压的原因也主要与水钠潴留、血容量扩张有关。少数患者可出现严重高血压，甚至高血压脑病，持续高血压亦可加重肾功能损害，应予以及早治疗。

（4）少尿：大部分患者起病时尿量少于 500 mL/d。可有少尿引起氮质血症，两周后尿量渐增，肾功能恢复。

（5）肾功能损伤：常有一过性氮质血症，血肌酐及尿素氮轻度升高，常于 1 ~ 2 周后，随尿量增加而恢复到正常水平。少数老年患者虽经利尿后肾功能仍不能恢复，预后不佳。

（6）重症患者在急性期可发生较严重的并发症。

①心力衰竭：以老年患者多见。多在起病后 1 ~ 2 周内发生，主要与水钠潴留引起的血容量增加有关。

②高血压脑病：常发生于急性肾炎起病后 1 ~ 2 周内，表现为剧烈头痛、频繁呕吐、视物模糊、嗜睡，严重者出现惊厥及昏迷。

③急性肾衰竭：主要与肾小球滤过率下降、尿量减少有关，表现为少尿或无尿，血尿素氮、肌酐升高及水、电解质、酸碱平衡的紊乱等。

2. 辅助检查

（1）尿液检查：可见血尿，为变形红细胞尿。95% 以上的患者伴有蛋白尿，多为轻、中度蛋白尿，尿蛋白量少于 3 g/d，少数患者尿蛋白可超过 3.5 g/d。尿沉渣中可见红细胞管型、透明管型和颗粒管型，偶可见白细胞管型，还可见上皮细胞和白细胞。尿纤维蛋白降解产物常增高。

（2）血液检查：因血容量扩大，血液稀释，红细胞计数及血红蛋白可稍低，血清白蛋白也可轻度下降，少尿者常有高钾血症。血沉常增快，为 30 ~ 60 mm/h（魏氏法）。在疾病最初的两周内，补体 C3 水平降低，8 周内逐渐恢复正常，是本病的重要特征。70% ~ 80% 的患者血清抗链球菌溶血素 "O" 滴度增高。

（3）双肾 B 超：肾皮质回声增强，外形轮廓可无改变，肾体积稍有增大。

（4）肾穿活检：典型病例一般不需肾活检，但当有急进性肾炎的可能时，或起病后 2 ~ 3 个月仍有高血压、持续性低补体血症或伴有肾功能损害者，应进行活检，以便明确诊断和治疗。光镜下大多数呈急性增殖性、弥漫性病变，肾小球内皮细胞增生、肿胀，系膜细胞增生，致使毛细血管腔狭窄，甚至闭塞。肾小球系膜、毛细血管及囊腔均有明显的中性粒细胞及单核细胞浸润，严重时毛细血管内发生凝血现象。电镜下可见到肾小球基膜的上皮细胞有驼峰状沉积物，有时也见到微小的内皮下沉积物。免疫荧光镜检：沉积物内含免疫球蛋白，主要是 IgG 和 C3。亦有少数呈肾小球系膜细胞及基质增生。

### （五）治疗

目前尚无直接针对肾小球免疫病理过程的特异性治疗。主要为通过对症治疗，防治急性期并发症、保护肾功能，以利其自然恢复。

1. 一般治疗

急性期应卧床休息，待肉眼血尿消失、水肿消退、血压恢复正常后逐渐增加活动量。在水肿和高血压期，控制水和盐的摄入，维持水、电解质平衡。

2. 感染灶的治疗

对仍有咽部、皮肤感染灶者应给予青霉素或其他敏感药物治疗 7 ~ 10 天。待肾炎病情稳定后，可做扁桃体摘除术，手术前后 2 周应注射青霉素。注意选择无肾毒性的其他抗生素。

3. 利尿剂的应用

凡经控制水、盐而仍尿少、水肿、血压高者均应给予利尿剂。噻嗪类无效时可用强有力的袢利尿剂如呋塞米（速尿）和依他尼酸（利尿酸）。

4. 降压药的应用

常选用双氢吡啶钙离子通道阻滞剂，α 或 β 受体阻滞剂。尿少时禁用血管紧张素转换酶抑制剂及血管紧张素 ATI 受体阻滞剂，以防高钾血症产生。

5. 透析

对少数发生急性肾衰竭、严重心力衰竭和不能控制的高血压可予血液透析或腹膜透析治疗。

6. 中医药治疗

治疗以有外感表证及水肿、尿少、血尿等急症为依据，治疗法则为祛风利水、清热解毒、凉血止血等。恢复期治疗仍以祛邪为主。

### （六）护理问题

1. 体液过多

与肾小球滤过率降低所致水钠潴留有关。

2. 有皮肤完整性受损的危险

与皮肤水肿有关。

3. 活动无耐力

与疾病所致高血压、水肿有关。

4. 潜在并发症

急性肾衰竭、急性左心衰、高血压脑病。

### （七）护理目标

（1）维持体液平衡，水肿消失，血压恢复正常。

（2）未出现急性肾衰竭、急性心力衰竭、高血压脑病等并发症。

（3）保持皮肤完整性，无破溃、受损。

（4）患者了解急性肾小球肾炎相关知识，了解相关预防和康复知识，自我照顾和管理能力提高。

（5）患者焦虑／恐惧减轻，配合治疗护理，树立战胜疾病的信心。

（6）活动能力恢复。

### （八）护理措施

1. 一般护理

（1）饮食方面：急性期应严格限制钠的摄入，以减轻水肿和心脏负担；水肿重且尿少者，应控制入量。一般每天盐的摄入量应低于 3 g。病情好转，水肿消退，血压下降后，可由低盐饮食逐渐转为正常饮食。尿量明显减少者还应注意控制水和钾的摄入。另外，还应根据肾功能调节蛋白质的摄入量，维持 1 g/（kg·d），过多的蛋白摄入会加重肾脏负担，同时注意给予足够的热量和维生素。

（2）休息与睡眠方面：①急性期患者应绝对卧床休息，症状比较明显者需卧床休息 4 ~ 6 周，待水肿消退、肉眼血尿消失、血压恢复正常后，方可逐步增加活动量。待病情稳定后可从事一些轻体力活动，但 1 ~ 2 年内应避免重体力活动和劳累。②提供安静舒适的睡眠环境，有助于入睡。

（3）皮肤的护理：水肿较重的患者要注意衣着柔软、宽松。长期卧床者，应嘱其经常变换体位，防止发生压疮；年老体弱者，可协助其翻身或用软垫支撑受压部位。水肿患者皮肤非常薄，易发生破损而感染，故需协助患者做好全身皮肤的清洁，清洗时避免过分用力而损伤皮肤。同时，密切观察皮肤有无红肿、破损和化脓等情况发生。

（4）预防感染：①注意保暖，不要着凉，尽量少去人多的地方，避免上呼吸道感染；②做好会阴部护理，保持清洁，做好个人卫生，防止泌尿系统和皮肤感染；③保持病房环境清洁，定时开门窗通风换气，定期进行空气、地面消毒，尽量减少病区的探访人次。

2. 心理护理

限制儿童的活动可使其产生焦虑、烦躁、抑郁等心理反应，故对儿童及青少年患者，应使其充分理解急性期卧床休息及恢复期限制运动的重要性。在患者卧床休息期间，应尽量多关心、巡视患者，及时询问患者的需要并予以解决。多关心、鼓励患者，消除他们的心理负担。由于本病为自限性疾病，总的预后良好。及早诊治可防止严重并发症及持续高血压和（或）肾病综合征，避免造成肾功能的损害或进行性恶化。给予患者心理安慰、鼓励，帮助患者树立战胜疾病的信心。

3. 治疗配合

本病为自限性疾病，基本上是对症治疗。密切观察病情，出现异常及时报告医生。治疗的重点包括：注意休息，预防和治疗水钠潴留，控制循环血量，遵医嘱利尿、降血压，从而减轻症状（水肿、高血压）。预防肾衰竭等致死性并发症，如心力衰竭、高血压脑病、急性肾衰竭以及防治各种加重肾脏病变的因素，如抗感染治疗。少尿性急性肾衰竭及严重水钠潴留引起左心衰者应透析治疗。

4. 用药护理

遵医嘱给予利尿剂，常用噻嗪类利尿剂，必要时可用髓袢利尿剂。应注意大剂量呋塞米可能引起听力及肾脏的严重损害，还要注意血钾的丢失。积极稳步地控制血压对于增加肾血流量，改善肾功能，预防心、脑并发症非常重要。常用噻嗪类利尿剂，必要时可用钙离子通道阻滞剂及其他降压药物联合应用。

5. 健康教育

（1）休息与活动：患者患病期间应加强休息，痊愈后可适当参加体育活动，以增强体质，但应注意避免劳累。

（2）预防感染：本病的发生常与呼吸道感染或皮肤感染有关，且感染还可增加疾病慢性化的发生率。注意休息和保暖，加强个人卫生，预防上呼吸道和皮肤感染。若患感冒、咽炎、扁桃体炎和皮肤感染等，应及时就医。

## 二、急进性肾小球肾炎及护理

### （一）概述

急进性肾小球肾炎（RPGN）简称急进性肾炎，临床表现为急性肾炎综合征、肾功能急剧恶化、早期出现少尿或无尿的肾小球疾病，病理表现为新月体性肾小球肾炎。此病进展快速，若无有效治疗患者将于几周至几月（一般不超过半年）进入终末期肾衰竭。

### （二）病因

产生急进性肾小球肾炎的疾病种类很多，常常是系统性免疫复合物性疾病的一部分。其病因不十分清楚，可能与感染、某些药物、化学物质（碳氢化合物）、自身免疫以及遗传易感性等因素有关。其基本发病机制为免疫反应。抗肾小球基底膜抗体型肾炎（Ⅰ型）是由于直接沉积于基底膜的Ⅳ型胶原上的外源性抗体作用于该胶原链中的抗原产生的抗原抗体反应导致了肾脏损伤；免疫复合物型肾炎（Ⅱ型）则是由于循环免疫复合物和（或）原位免疫复合物在毛细血管壁或系膜沉积导致的炎症损伤；非免疫复合物型肾炎（Ⅲ型）的发病则与免疫因素的参与及中性粒细胞的激活有关，即血清抗中性粒细胞胞质抗体（ANCA）呈阳性，可能与肾微血管炎导致的内皮损伤有关。

急进性肾小球肾炎每年的发病率仅在 7% 以下，在我国绝大多数（91.7%）为Ⅱ型，Ⅱ型以儿童多见。Ⅰ型虽较少见，但有逐渐增多趋势，常发生于青年男性和老年女性。Ⅲ型多见于成年人，特别是老年人。

（三）病理

肾脏体积较正常增大，病理类型为新月体肾小球肾炎，光镜下，肾小球囊内大量新月体细胞充填，可伴不同程度的肾间质细胞浸润及纤维化。免疫病理检查是分型的主要依据：Ⅰ型 IgG 及 C3 呈光滑线条状沿肾小球毛细血管壁分布，Ⅱ型 IgG 及 C3 呈颗粒状沉积于系膜区及毛细血管壁，Ⅲ型肾小球内可仅有微量免疫沉积物。电镜下可见Ⅱ型有电子致密物在系膜区和内皮下沉积，其他两型均没有。

（四）护理评估

1. 临床表现

全身症状重，以严重的少尿、无尿，迅速发展为尿毒症为其突出表现。发展速度最快者数小时，一般数周至数月。

（1）尿改变：患者尿量显著减少，出现少尿或无尿，部分患者可出现肉眼血尿，常见红细胞管型及少量或中等量蛋白，尿中白细胞也常增多。

（2）严重贫血。

（3）水肿：半数以上病例有水肿，以颜面和双下肢为主，肾病综合征患者可出现重度水肿。

（4）高血压：部分患者可出现高血压，短期内可出现心、脑并发症。

（5）肾功能损害：以持续性、进行性肾功能损害为特点，血肌酐、尿素氮进行性增高，内生肌酐清除率显著下降，肾小管功能也出现障碍，最终发展为尿毒症。

（6）全身症状：可有疲乏、无力、精神萎靡、体重下降、发热等表现，随着肾功能的恶化，患者可出现恶心、呕吐，甚至上消化道出血、心力衰竭、肺水肿和严重的酸碱失衡及电解质紊乱，感染也是常见的并发症。

2. 辅助检查

（1）尿液检查：尿蛋白程度不一，可从少量到肾病综合征的大量蛋白尿。可有肉眼或镜下血尿，常见细胞管型。尿中白细胞也常增多。尿蛋白电泳呈非选择性，尿纤维蛋白原降解产物（FDP）呈阳性。

（2）血液检查：常出现严重贫血，有时伴白细胞及血小板增高，如与 C 反应蛋白（CRP）同时存在，则提示急性炎症。

血肌酐、尿素氮持续上升，肌酐清除率（Ccr）呈进行性下降。

Ⅰ型患者血清抗肾小球基底膜抗体阳性；Ⅱ型血循环复合物及冷球蛋白呈阳性，血补体 C3 降低；Ⅲ型由肾微血管炎引起者，血清 ANCA 呈阳性。

（3）肾脏 B 超：急性期 B 超显示双肾增大或大小正常，但皮质与髓质交界不清。晚期双肾体积缩小，肾实质纤维化。

（4）肾穿活检：凡怀疑本病者应尽早行肾活检。

（五）治疗

本病为肾内科急重症疾病，应分秒必争，尽早开始正规治疗。

1. 强化治疗

（1）甲泼尼龙冲击治疗：每次 0.5 ~ 1 g 静脉点滴，每次滴注时间需超过 1 h，每日或隔日 1 次，3 次为一疗程，间歇 3 ~ 7 天后可行下一疗程，共 1 ~ 3 个疗程。此治疗适用于Ⅱ、Ⅲ型急进性肾炎，对抗肾小球基底膜（GBM）抗体致病的Ⅰ型急进性肾炎效果差。

（2）强化血浆置换治疗：用离心或膜分离技术分离并弃去患者血浆，用正常人血浆或血浆制品（如白蛋白）置换患者血浆，每次 2 ~ 4 L，每日或隔日 1 次，直至患者血清致病抗体（抗 CBM 抗体及

ANCA）消失，患者病情好转，一般需置换 10 次以上。适用于各型急进性肾炎，但是主要用于Ⅰ型以及Ⅲ型伴有咯血的患者。

（3）双重血浆置换治疗分离出的患者血浆不弃去，再用血浆成分分离器作进一步分离，将最终分离出的分子量较大的蛋白（包括抗体及免疫复合物）弃去，而将富含白蛋白的血浆与自体血细胞混合回输。

（4）免疫吸附治疗分离出的患者血浆不弃去，而用免疫层析吸附柱（如蛋白 A 吸附柱）将其中致病抗体及免疫复合物清除，再将血浆与自体血细胞混合回输。

双重血浆置换与免疫吸附治疗均能达到血浆置换的相同目的（清除致病抗体及免疫复合物），却避免了利用他人大量血浆的弊端。这两个疗法同样适用于各型急进性肾炎，但也主要用于Ⅰ型及Ⅲ型伴有咯血的患者。

在进行上述强化免疫抑制治疗时，尤应注意感染的防治，还应注意患者病房消毒及口腔清洁卫生（如用复方氯己定漱口液及 5% 碳酸氢钠漱口液交替漱口，预防细菌及真菌感染）。

2. 基础治疗

用常规剂量糖皮质激素（常用泼尼松或泼尼松龙）配伍细胞毒药物（常用环磷酰胺）作为急进性肾炎的基础治疗，任何强化治疗都应在此基础上进行。

3. 对症治疗

降血压、利尿治疗。但是利尿剂对重症病例疗效甚差，此时可用透析超滤来清除体内水分。

4. 透析治疗

利用透析治疗清除体内蓄积的尿毒症毒素，纠正机体水、电解质及酸碱紊乱，以维持生命，赢得治疗时间。

## （六）护理问题

1. 潜在并发症

急性肾衰竭。

2. 体液过多

与肾小球滤过率下降、大剂量激素治疗导致水钠潴留有关。

3. 有感染的危险

与激素、细胞毒药物的应用和血浆置换、大量蛋白尿致机体抵抗力下降有关。

4. 恐惧

与本病进展快、预后差有关。

5. 知识缺乏

缺乏疾病相关知识。

## （七）护理目标

（1）保护残余肾功能，防治急性肾衰竭。

（2）维持体液平衡，水肿消失，血压恢复正常。

（3）预防感染。

（4）患者焦虑 / 恐惧减轻，配合治疗护理，树立战胜疾病的信心。

（5）保持皮肤完整性，无破溃、受损。

（6）患者了解急进性肾小球肾炎相关知识，了解相关预防和康复知识，自我照顾和管理能力提高。

（7）生活自理能力恢复。

## （八）护理措施

1. 一般护理

（1）急性期绝对卧床休息，积极配合，以尽快诊断。

（2）积极用药治疗和护理。

（3）提供安静舒适的睡眠环境，有助于入睡。

2. 心理护理

由于病情重，疾病进展快，患者可能出现恐惧、焦虑、烦躁、抑郁等心理。护士应充分理解患者的感受和心理压力，通过教育使患者及家属配合治疗。护士尽量多关心、巡视患者，及时满足患者的合理需要。护士应鼓励患者说出对患病的担忧，给其讲解疾病过程、合理饮食和治疗方案，以消除疑虑，提高治疗信心。及早预防和发现问题并给予心理疏导。

3. 治疗配合

（1）水肿较严重的患者应着宽松、柔软的棉质衣裤、鞋袜。协助患者做好全身皮肤、黏膜的清洁，指导患者注意保护好水肿的皮肤，如清洗时注意水温适当、勿过分用力；平时避免擦伤、撞伤、跌伤、烫伤。阴囊等部位严重的皮肤水肿可用中药芒硝粉袋或硫酸镁溶液敷于局部。水肿部位皮肤破溃应用无菌敷料覆盖，必要时可使用稀释成 1∶5 的碘伏溶液局部湿敷，以预防或治疗破溃处感染，促进创面愈合。

（2）注射时严格无菌操作，采用 5 ～ 6 号针头，保证药物准确及时的输注，注射完拔针后，应延长用无菌干棉球按压穿刺部位的时间，减少药液渗出。

4. 用药护理

（1）按医嘱严格用药，动态观察药物使用过程中疗效与不良反应。

（2）治疗后需认真评估有无甲泼尼龙冲击治疗常见的不良反应发生，如继发感染、水、钠潴留、精神异常、可逆性记忆障碍、面红、高血糖、消化道出血或穿孔、严重高血压、充血性心力衰竭等。

（3）实施保护性隔离，预防继发感染。

（4）观察利尿剂、环磷酰胺冲击治疗的相关不良反应，如血清电解质变化情况及相应的临床症状。

5. 病情观察

（1）监测肾小球滤过率（GFR）、内生肌酐清除率（Ccr）、血尿素氮（BUN）、血肌酐（Scr）水平。若 Ccr 快速下降，BUN、Scr 进行性升高，提示有急性肾衰竭发生，应协助医生及时处理。

（2）监测尿量的变化，注意尿量迅速减少或无尿的现象。

（3）监测血电解质及 pH 的变化，特别是血钾情况，避免高血钾可能导致的心律失常，甚至心脏骤停。

（4）观察有无恶心、呕吐、呼吸困难（如端坐呼吸）等症状的发生，及时进行护理干预。

6. 健康宣教

（1）休息：卧床休息时间应较急性肾小球肾炎更长。

（2）积极预防和控制感染：从病因与治疗方法上对患者进行健康教育，增强患者预防感染的意识。

（3）提高治疗的依从性：告诉患者与家属严格依从治疗的意义、药物治疗可能出现的不良反应与转归，避免患者擅自停药或改变剂量，鼓励患者配合治疗。

（4）避免加重肾损害的因素，建立随访计划，鼓励患者进行自我病情监测。

# 三、慢性肾小球肾炎及护理

## （一）概述

慢性肾小球肾炎（CGN）简称慢性肾炎，是由多种病因引起、呈现多种病理类型的一组慢性进行性肾小球疾病。患者常呈现不同程度的水肿、高血压、蛋白尿及血尿，肾功能常逐渐恶化直至终末期肾衰竭。

慢性肾小球肾炎可发生于任何年龄，但以青、中年为主，男性多见。

## （二）病因

本病病因不明。起病前多有上呼吸道感染或其他部位感染，少数慢性肾炎可能是由急性链球菌感染后肾炎演变而来，但大部分慢性肾炎并非由急性肾炎迁延而来，而由其他原发性肾小球疾病直接迁延发展而成，起病即属慢性肾炎。

## （三）病理

该病根据其病理类型不同，可分为如下几种类型：

（1）系膜增殖性肾炎，免疫荧光检查可分为 IgA 沉积为主的系膜增殖性肾炎和非 IgA 系膜增殖性肾炎。

（2）膜性肾病。

（3）局灶节段性肾小球硬化。

（4）系膜毛细血管性肾小球肾炎。

（5）增生硬化性肾小球肾炎。

**（四）护理评估**

1. 临床表现

慢性肾炎为起病缓慢、病程迁延、临床表现多样、多种病因引起的一组原发性肾小球疾病，不同病理改变有其相应的临床表现。早期患者可有乏力、疲倦、腰部酸痛、食欲差；有的可无明显症状。

（1）基本临床表现

①蛋白尿：大多数患者有持续性蛋白尿，尿蛋白量常在 1 ~ 3 g/24 h。有的也可表现为大量蛋白尿，出现肾病综合征的表现。

②血尿：尿沉渣可见不同程度的肾小球源性血尿，常伴有管型。

③高血压：多表现为中度以上的血压增高，呈持续性。

④水肿：多发生在眼睑、面部或下肢踝部。

（2）慢性肾衰竭临床表现：随着病情的发展可逐渐出现夜尿增多、肾功能减退，最后发展为慢性肾衰竭而出现相应的临床表现。

①早期表现：本病早期常表现为无症状性蛋白尿和（或）血尿，有时伴管型，也可伴乏力、腰酸、食欲差和间断轻微水肿等。肾小球和（或）肾小管功能正常或轻度受损。

②急性发作表现：慢性肾炎病程中可因呼吸道感染等原因诱发急性发作，表现为感染后 2 ~ 5 天内病情急剧恶化，出现大量蛋白尿和血尿，甚至肉眼血尿，管型增多，水肿、高血压和肾功能损害均加重。适当处理可使病情恢复至原有水平，但部分患者由此进入尿毒症阶段。

2. 辅助检查

（1）尿液检查：多数尿蛋白（+）~（+++），尿蛋白定量为 1 ~ 3 g/24 h。镜下可见多型红细胞，可有红细胞管型。

（2）血液检查：早期血常规检查多正常或轻度贫血，晚期红细胞计数和血红蛋白计数明显下降。晚期血肌酐和血尿素氮增高，内生肌酐清除率明显下降。

（3）肾 B 超检查：晚期双肾缩小，肾皮质变薄。

**（五）治疗**

本病的治疗重点应放在保护残存肾功能，延缓肾损害进展上。

1. 一般治疗

（1）饮食：低盐（每日食盐 < 3 g）；出现肾功能不全时应限制蛋白质摄入量。

（2）休息：肾功能正常的轻症患者可适当参加工作，重症及肾功能不全患者应休息。

2. 对症治疗

（1）利尿：轻者合用噻嗪类利尿剂及保钾利尿剂，重者用襻利尿剂。

（2）降血压：应将血压严格控制至 130/80 mmHg，能耐受者还能更低，这对尿蛋白 > 1 g/d 者尤为重要。但是，对于老年患者或合并慢性脑卒中的患者，应该个体化地制订降压目标，常只宜降至 140/90 mmHg。

慢性肾炎高血压于治疗之初就常用降压药物联合治疗，往往选用血管紧张素转换酶抑制剂或血管紧张素 $AT_1$ 受体阻滞剂，与双氢吡啶钙离子通道阻滞剂和（或）利尿药联合治疗，无效时再联合其他降压药物。

血清肌酐 > 265 μmol/L （3 mg/dL）不是禁用血管紧张素转换酶抑制剂或血管紧张素 $AT_1$ 受体阻滞剂的指征，但是必须注意警惕高钾血症发生。

3. 延缓肾损害进展的措施

严格控制高血压就是延缓肾损害进展的重要措施，除此而外，还可采用如下治疗。

（1）血管紧张素转换酶抑制剂（ACEI）或血管紧张素 $AT_1$ 受体阻滞剂（ARB）：无高血压时亦可服用，能减少尿蛋白及延缓肾损害进展，宜长期服药。

（2）调血脂药物：以血浆胆固醇增高为主者，应服用羟甲基戊二酰辅酶 A 还原酶抑制剂（他汀类药）；以血清甘油三酯增高为主者，应服用纤维酸类衍生物（贝特类药）治疗。

（3）抗血小板药物：常口服双嘧达莫 300 mg/d，或服阿司匹林 100 mg/d。若无副作用此两类药可长期服用，但是肾功能不全、血小板功能受损时要慎用。

（4）降低血尿酸药物：肾功能不全致肾小球滤过率＜30 mL/min 时，增加尿酸排泄的药物已不宜使用，只能应用抑制尿酸合成药物（如别嘌呤醇及非布司他），并需根据肾功能情况酌情调节用药剂量。

除上述药物治疗外，避免一切可能加重肾损害的因素也极为重要，例如不用肾毒性药物（包括西药及中药）、预防感染（一旦发生，应及时选用无肾毒性的抗感染药物治疗）、避免劳累及妊娠等。

4. 糖皮质激素及细胞毒药物

一般不用。至于尿蛋白较多、肾脏病理显示活动病变（如肾小球细胞增生、小细胞新月体形成及肾间质炎症细胞浸润等）的患者，是否可以酌情考虑应用，需要个体化地慎重决定。

慢性肾炎如已进展至慢性肾功能不全，则应按慢性肾功能不全非透析疗法处理；如已进入终末期肾衰竭，则应进行肾脏替代治疗（透析或肾移植）。

### （六）护理问题

1. 体液过多

与肾小球滤过功能下降致水、钠潴留有关。

2. 焦虑

与疾病反复发作、预后不良有关。

3. 营养失调

低于机体需要量：与限制蛋白饮食、患者纳差、低蛋白血症有关。

4. 潜在并发症

慢性肾衰竭。

5. 知识缺乏

缺乏慢性肾小球肾炎相关知识。

### （七）护理目标

（1）维持体液平衡，纠正水、电解质紊乱。

（2）减轻焦虑情绪或消除焦虑表现及症状，能正确认知疾病与自我。

（3）维持良好的营养状态，Alb 正常，营养评估（SGA）等指标良好。

（4）延缓肾功能进展及恶化、控制血压、合理饮食、预防感染、防止滥用药物。

### （八）护理措施

1. 一般护理

（1）休息与睡眠方面：嘱咐患者加强休息，以延缓肾功能减退。

（2）皮肤的护理：水肿较重的患者要注意衣着柔软、宽松。长期卧床者，应嘱其经常变换体位，防止发生压疮；年老体弱者，可协助其翻身或用软垫支撑受压部位。水肿患者皮肤非常薄，易发生破损而感染，故需协助患者做好全身皮肤的清洁，清洗时避免过分用力而损伤皮肤。同时，密切观察皮肤有无红肿、破损和化脓等情况发生。

（3）预防感染：①注意保暖，不要着凉，尽量少去人多的地方，避免上呼吸道感染。②注意个人卫生，做好会阴部护理，保持清洁，防止泌尿系和皮肤感染。③保持病房环境清洁，定时开门窗通风换气，定期进行空气、地面消毒，尽量减少病区的探访人次。

（4）病情观察：监测患者营养状况，包括观察并记录进食情况，如每天摄取的食物总量、品种，评估膳食中营养成分结构是否合适，总热量是否足够；观察口唇、指甲和皮肤色泽有无苍白；定期监测体重和上臂肌围，有无体重减轻、上臂环围缩小；检测血红蛋白浓度和血清白蛋白浓度是否降低。应注意，体重指标不适合水肿患者的营养评估。

慢性患者的水肿一般不重，但少数患者可出现肾病综合征的表现，注意观察患者的尿量，水肿程度有无加重，或有无胸腔、腹腔积液。密切观察血压的变化，血压突然升高或持续高血压可加重肾功能的恶化。监测肾功能，如 Ccr、血肌酐。监测血尿素氮，定期检查尿常规，监测水、电解质、酸碱平衡有无异常。

2. 心理护理

由于多数患者病程较长，肾功能逐渐恶化，预后差，心理护理就显得尤为重要，特别是对于那些由于疾病而影响了正常工作、学习和生活的患者。

（1）一般性的心理支持：主要通过支持、解释、疏导、鼓励等方法建立良好的社会支持体系，帮助患者树立生活和治疗的信心，保持乐观的心态。

（2）放松疗法：可结合音乐疗法放松精神、稳定情绪，还可辅助性地起到降血压、增加外周血流量、改善微循环的作用。

（3）集体心理治疗：可将患者集中到一起进行疾病的讲解，鼓励患者之间的探讨，自我病情的介绍和分析，通过交流起到互相鼓励、宣泄不良情绪的作用。

3. 治疗配合

（1）饮食治疗：慢性肾炎患者肾功能减退时应予以优质蛋白饮食 0.6 ~ 0.8 g / (kg·d)，每天限制在 30 ~ 40 g，其中 50% 以上为优质蛋白，以减轻肾小球毛细血管高灌注、高压力和高滤过状态。低蛋白饮食时，应适当增加糖类的摄入，以满足机体生理代谢所需要的热量，避免因热量供给不足加重负氮平衡。控制磷的摄入，同时注意补充多种维生素及锌元素，因为锌有刺激食欲的作用。有明显水肿和高血压时需低盐饮食。

（2）积极控制高血压：近来通过研究结果证实，ACEI 作为一线降压药物与钙离子通道阻滞剂等药物联合应用治疗高血压，对延缓肾功能恶化也有肯定的疗效。ACEI 和 ARB 两类降压药物可以降低尿蛋白，β 受体阻滞剂对肾素依赖性高血压有较好疗效，对防治心血管并发症也有较好疗效。

4. 用药护理

（1）利尿药：观察利尿效果，防止低钠、低钾血症及血容量减少等不良反应的发生。

（2）降压药：使长期服用降压药者充分认识降压治疗对保护肾功能的作用，嘱其勿擅自改变药物剂量或停药，以确保满意的疗效。卡托普利对肾功能不全者易引起高钾血症，应定时观察血压，降压不宜过快或过低，以免影响肾灌注。

（3）激素或免疫抑制剂：慢性肾炎伴肾病综合征者常见，应观察药物可能出现的不良反应。

（4）抗血小板聚集药：观察有无出血倾向，监测出血、凝血时间等。

5. 健康教育

（1）休息与饮食：嘱患者加强休息，避免剧烈运动和过重的体力劳动，以延缓肾功能减退。饮食上应注意摄取低盐、优质蛋白、低磷、高热量饮食，指导患者选择适合自己病情的食物和量。

（2）避免加重肾损害的因素：注意休息和保暖，加强个人卫生，预防各种感染。若患感冒、咽炎、扁桃体炎和皮肤感染等，应及时就医。避免使用对肾功能有害的药物，如氨基糖苷类抗生素、抗真菌药等。

（3）定期门诊随访：慢性肾炎病程长，需定期随访疾病的进展。若病情出现变化，如出现水肿或水肿加重、血压增高、血尿等，应及时就医。

## 四、肾病综合征及护理

### （一）概述

肾病综合征（NS）是肾小球疾病引起的一个临床综合征，包括：①大量蛋白尿；②低蛋白血症；③水肿；④高脂血症。除外系统性疾病导致的继发性肾病综合征后，原发性肾病综合征才能成立。肾病综合征的主要并发症有感染、血栓及肾功能损害（包括肾前性氮质血症及特发性急性肾衰竭）等。

原发性肾病综合征儿童期多见于微小病变，青少年期主要是增生性肾炎、系膜毛细血管性肾炎、局灶性肾小球硬化；中老年多见于膜性肾病。继发性肾病综合征儿童期常见于过敏性紫癜肾炎、乙肝相关性肾炎等；青少年期常继发于系统性红斑狼疮、过敏性紫癜、乙肝等；中老年多继发于糖尿病、肾淀粉样变、多发性骨髓瘤等。

### （二）病因

病因分为原发性和继发性两大类。原发性肾病综合征是指原发于肾小球本身的病变，因免疫介导性炎症而导致肾脏损害。继发性肾病综合征是指继发于全身系统性疾病或先天遗传性疾病，如系统性红斑狼疮、糖尿病性肾病、过敏性紫癜、肾淀粉样变、多发性骨髓瘤、药物、感染、先天遗传性疾病如家族性出血性肾炎（Alport 综合征）等。

### （三）病理

原发性肾病综合征肾小球病变的主要病理类型有微小病变型肾病、系膜增生性肾小球肾炎、系膜毛细血管性肾小球肾炎、膜性肾病及局灶性节段性肾小球硬化。

### （四）护理评估

1. 临床表现

肾病综合征作为一组临床综合征具有共同的临床表现、病理生理和代谢变化。但是，由于这是由多种病因、病理和临床疾病引起的一组综合征，所以其表现、机制和防治等方面各有其特点。

（1）大量蛋白尿和低蛋白血症：当肾小球滤过膜的屏障作用，尤其是电荷屏障受损时，滤过膜对血浆蛋白（以白蛋白为主）的通透性增高。当原尿中的蛋白含量超过肾小管的重吸收能力时，导致大量蛋白尿，这是低蛋白血症的主要原因。

（2）水肿：低蛋白血症造成血浆胶体渗透压下降是患者出现水肿的主要原因。水肿往往是肾病综合征患者最明显的体征。严重水肿的患者还可出现胸腔、腹腔、心包积液。

（3）高脂血症：低白蛋白血症刺激肝脏合成脂蛋白代偿性增加，加之脂蛋白分解减少，使得血中胆固醇、甘油三酯含量升高，低密度及极低密度脂蛋白的浓度也增高。

（4）并发症

①感染：为最常见的并发症，与大量蛋白尿和低蛋白血症、免疫功能紊乱及激素治疗有关。感染部位以呼吸道、泌尿道、皮肤最多见。感染是肾病综合征复发和疗效不佳的主要原因之一。

②血栓、栓塞：由于有效血容量减少，血液浓缩及高脂血症使血液黏稠度增加；某些蛋白质自尿中丢失以及肝脏代偿性合成蛋白质增加，引起机体凝血、抗凝和纤溶系统失衡，加之强效利尿剂的应用，进一步加重高凝状态，易发生血管内血栓形成和栓塞，以肾静脉血栓最为多见（发生率为 10% ~ 40%，其中大部分病例无临床症状）。血栓和栓塞是直接影响肾病综合征治疗效果和预后的重要因素。

③急性肾衰竭：低蛋白血症使血浆胶体渗透压下降，水分从血管内进入组织间隙，引起有效循环血容量的减少、肾血流量下降，可诱发肾前性氮质血症，经扩容、利尿治疗后多可恢复。少数患者可发展为肾实质性急性肾衰竭，表现为无明显诱因出现少尿、无尿，经扩容、利尿无效，其机制可能是肾间质高度水肿压迫肾小管及大量蛋白管型阻塞肾小管，导致肾小管高压，肾小球滤过率骤减所致。

④其他：长期高脂血症易引起动脉硬化、冠心病等心血管并发症；长期大量蛋白尿可导致严重的蛋白质营养不良，儿童生长发育迟缓；免疫球蛋白减少致机体抵抗力下降，易发生感染；金属结合蛋白及维生素 D 结合蛋白丢失可致体内铁、锌、铜缺乏以及钙、磷代谢障碍。

2. 辅助检查

（1）尿液检查：尿蛋白定性一般为（+++）~（++++），24 h 尿蛋白定量超过 3.5 g。尿中可有红细胞和颗粒管型等。

（2）血液检查：血浆白蛋白低于 30 g/L，血中胆固醇、甘油三酯、低及极低密度脂蛋白均可增高，血 IgG 可降低。

内生肌酐清除率正常或降低，血肌酐、尿素氮可正常或升高。

（3）肾 B 超检查：双肾正常或缩小。

（4）肾组织活检：可明确肾小球病变的病理类型，指导治疗及判断预后。引起原发性肾病综合征的肾小球病变的主要病理类型有微小病变型肾病、系膜增生性肾小球肾炎、系膜毛细血管性肾小球肾炎、膜性肾病及局灶性节段性肾小球硬化。

（五）治疗

1. 一般治疗

（1）休息：重症肾病综合征患者应卧床，但应注意在床上活动肢体，以防血栓形成。

（2）饮食：低盐（食盐每日 < 3 g），蛋白质入量以每日 0.8 ~ 1.0 g/kg 为妥，不宜采用高蛋白饮食，要保证热量（每日 126 ~ 147 kJ/kg，即每日 30 ~ 35 kcal/kg），并注意维生素及微量元素补充。

2. 对症治疗

（1）利尿消肿：有效血容量不足时，可先静脉输注胶体液（如低分子右旋糖酐等血浆代用品，用含糖、不含氯化钠制剂）扩张血容量，然后再予祥利尿剂；无有效血容量不足时，可以直接应用祥利尿剂。祥利尿剂宜静脉给药，首剂给以负荷量，然后持续泵注（如呋塞米首剂 40 mg 从输液小壶给入，然后以每小时 5 ~ 10 mg 速度持续泵注，全日量不超过 200 mg）。祥利尿剂若与作用于远端肾小管或集合管的口服利尿药（如氢氯噻嗪、美托拉宗、螺内酯及阿米洛利）联用，利尿效果可能更好。利尿消肿以每天减少体重 0.5 ~ 1.0 kg 为当。注意不应滥输血浆或白蛋白制剂利尿，因为人血制剂来之不易，不应轻易使用，另外，滥用还可能加重肾脏负担，损伤肾功能。

对于严重水肿（甚至皮肤渗液）和（或）大量胸、腹水利尿无效的患者，可以考虑用血液净化技术超滤脱水。

（2）减少尿蛋白排泄：可服用血管紧张素转换酶抑制剂或血管紧张素 $AT_1$ 受体阻滞剂。服药期间应密切监测血清肌酐变化，如果血清肌酐上升超过基线的 30%，则提示肾缺血（肾病综合征所致有效血容量不足，或过度利尿脱水），应暂时停药。为此，在肾病综合征的利尿期最好不服用这类药物，以免上述情况发生。

（3）调血脂治疗：对具有明显高脂血症的难治性肾病综合征病例应服用调脂药治疗。以血浆胆固醇增高为主者，应服用羟甲基戊二酰辅酶 A 还原酶抑制剂（他汀类药）；以血清甘油三酯增高为主者，应服用纤维酸类衍生物（贝特类药）治疗。

3. 糖皮质激素及免疫抑制剂治疗

（1）糖皮质激素：是治疗肾病综合征的主要药物。治疗原则：①足量：起始量要足，常用泼尼松或泼尼松龙每日 1 mg/kg 口服，但是最大量一般不超过每日 60 mg，服用 1 ~ 2 个月（完全缓解病例）或 3 ~ 4 个月（未缓解病例）后减量；②慢减：减撤激素要慢，一般每 2 ~ 3 周减去前用量的 1/10；③长期维持：以隔日服 20 mg 作维持量，服半年或更长时间。

（2）细胞毒药物：常与激素配伍应用。现多用环磷酰胺，每日 0.1 g 口服，或隔日 0.2 g 静脉注射，累积量达 6 ~ 12 g 停药。其他细胞毒药物还有苯丁酸氮芥等。

（3）钙调神经磷酸酶抑制剂：包括环孢素 A 及他克莫司。

①环孢素 A：常与糖皮质激素（泼尼松或泼尼松龙起始剂量可减为每日 0.5 mg/kg）配伍应用。每日 3 ~ 4 mg/kg，最多不超过每日 5 mg/kg，分早晚 2 次空腹口服，维持血药浓度谷值于 125 ~ 175 ng/mL。服用 3 ~ 6 个月后逐渐减量，共服药 6 ~ 12 个月。

②他克莫司：常与激素（泼尼松或泼尼松龙起始剂量可减为每日 0.5 mg/kg）配伍应用。每日 0.05 ~ 0.1 mg/kg，分早晚 2 次空腹口服，持续 6 个月，维持血药浓度谷值于 5 ~ 10 μg/mL，然后逐渐减量，将血药浓度谷值维持于 3 ~ 6 μg/mL，再服 6 ~ 12 个月。

（4）吗替麦考酚酯：是一种新型免疫抑制剂，主要用于难治性肾病综合征治疗。也常与激素配伍应用，用量 1.5 ~ 2 g/d，分 2 次空腹服用，半年后渐减量至 0.5 ~ 0.75 g/d，然后维持服药 0.5 ~ 1 年。

（5）雷公藤总苷（雷公藤多苷）：与激素配合应用。用法：每次 10 ~ 20 mg，每日 3 次口服。

（6）其他：应用西罗莫司（雷帕霉素）及利妥昔单抗治疗原发性肾病综合征，仅有个例或小样本报道，作为推荐用药目前尚缺证据。

4. 并发症防治

（1）感染：包括细菌（包括结核杆菌）、真菌（包括卡氏肺孢子菌）及病毒感染，尤易发生在足量激素及免疫抑制剂初始治疗的头 3 个月内，对感染一定要认真防治。在进行上述免疫抑制治疗前及治疗中应定期给患者检验外周血淋巴细胞总数及 CD4 细胞数，前者低于 $0.6 \times 10^9$ /L（600/mm³）和（或）后者低于 $0.2 \times 10^9$ /L（200/mm³）时发生感染的概率显著增加，同时还应定期检验血清 IgG。感染一旦发生，即应选用敏感、强效、无肾毒性的抗病原微生物药物及时治疗。反复感染者可试用免疫增强剂（如胸腺素、丙种球蛋白等）预防感染。

（2）血栓：防治血栓栓塞并发症的药物如下：①抗血小板药物：肾病综合征未缓解前均应应用。②抗凝药物：当血清白蛋白 < 20g/L 时即应应用。③溶栓药物：一旦血栓形成即应尽早应用溶栓药物（如尿激酶）治疗。

（3）特发性急性肾衰竭：此并发症常见于老年、微小病变肾病的肾病综合征复发患者。发病机制不清，部分患者发病与大量血浆蛋白滤过形成管型堵塞肾小管及肾间质高度水肿压迫肾小管，导致"肾内梗阻"相关。因此主要治疗如下：①血液透析：除维持生命赢得治疗时间外，并可在补充血浆制品后脱水（应脱水至干体重），以减轻肾间质水肿。②甲泼尼龙冲击治疗：促进肾病综合征缓解。③袢利尿剂：促使尿量增加，冲刷掉阻塞肾小管的管型。

### （六）护理问题

1. 体液过多

与低蛋白血症致血浆胶体渗透压下降有关。

2. 营养失调，低于机体需要量

与大量蛋白质丢失、胃肠黏膜水肿致蛋白吸收障碍等因素有关。

3. 有感染的危险

与皮肤水肿，大量蛋白尿致机体营养不良，激素、细胞毒药物的应用致机体免疫功能低下有关。

### （七）护理目标

（1）维持体液平衡，纠正低蛋白血症。

（2）维持良好的营养状态，补充蛋白。

（3）防治感染。

（4）增强活动耐力。

（5）积极控制疾病的进展，减轻焦虑。

（6）避免血栓形成、急性肾衰竭及心、脑血管并发症等。

（7）与患者沟通，讲解疾病有关的防治知识。

### （八）护理措施

1. 一般护理

（1）饮食护理：合理饮食能改善患者的营养状况和减轻肾脏负担，蛋白质的摄入是关键。肾病综合征患者食物中各种营养成分的构成一般为以下几种：

①蛋白质：提倡正常量的优质蛋白（富含必需氨基酸的动物蛋白）每天每公斤体重 1.0 g；有氮质血症的水肿患者，应同时限制蛋白质的摄入。

②足够热量：低蛋白饮食者需注意提供不少于每天每公斤体重 126 ~ 147 kJ（30 ~ 50 kcal）的热量，以免导致负氮平衡。

③水、钠限制：有明显水肿、高血压或少尿者，严格限制水、钠摄入，勿食腌制品等含钠高的食物。

④脂肪限制：脂肪占总供能的 30% ~ 40%，饱和脂肪酸和不饱和脂肪酸比例为 1 : 1，为减轻高脂血症，少进富含饱和脂肪酸的食物如动物油脂，而多食富含不饱和脂肪酸的食物如植物油及鱼油等。

⑤注意补充各种维生素及微量元素（如铁、钙）。

（2）休息与活动：全身严重水肿，合并胸腔积液、腹水，有严重呼吸困难者应绝对卧床休息，取半坐卧位，必要时给予吸氧。病情缓解后逐渐增加活动量，减少血栓等并发症的发生。高血压患者限制活动量，老年患者改变体位时不可过快以防体位性（直立性）低血压。卧床期间注意肢体适度活动与被动运动，防止血栓形成。

（3）皮肤的护理：水肿较重的患者要注意衣着柔软、宽松。长期卧床者，应嘱其经常变换体位，防止发生压疮；年老体弱者，可协助其翻身或用软垫支撑受压部位。水肿患者皮肤非常薄，易发生破损而感染，故需协助患者做好全身皮肤的清洁，清洗时避免过分用力而损伤皮肤。同时，密切观察皮肤有无红肿、破损和化脓等情况发生。

（4）预防感染：①注意保暖，不要着凉，尽量少去人多的地方，避免上呼吸道感染。②注意个人卫生，做好会阴部护理，保持清洁，防止泌尿系和皮肤感染。③保持病房环境清洁，定时开门窗通风换气，定期进行空气、地面消毒，尽量减少病区的探访人次。

2. 病情观察

注意观察患者的尿量，水肿程度有无加重，或有无胸腔、腹腔积液。密切观察血压的变化，血压突然升高或持续高血压可加重肾功能的恶化。监测肾功能如 Ccr、血肌酐和血尿素氮，定期检查尿常规，监测水、电解质、酸碱平衡有无异常。注意观察出现血栓栓塞及心、脑血管等并发症的征象。

3. 用药护理

患者遵医嘱用利尿剂时，应观察利尿剂的效果及副作用，防止水、电解质的紊乱。激素或免疫抑制剂常用于肾病综合征的患者，应注意观察药物可能的副作用。使用血小板解聚药时应注意观察有无出血倾向，监测出血和凝血时间等。

4. 健康教育

（1）休息与饮食：嘱患者加强休息，避免剧烈运动和过重的体力劳动，以延缓肾功能减退。饮食上应注意摄取低盐饮食，以减轻水肿。

（2）避免加重肾损害的因素：注意休息和保暖，加强个人卫生，预防各种感染。若患感冒、咽炎、扁桃体炎和皮肤感染等应及时就医。避免使用对肾功能有害的药物，如氨基糖苷类抗生素、抗真菌药等。

（3）遵医嘱用药，勿自行减量或停用激素，了解激素及细胞毒药物的常见副作用。

（4）定期门诊随访，监测肾功能变化。

# 第二节　肾小管、间质疾病及护理

## 一、肾小管性酸中毒

### （一）概述

肾小管性酸中毒（RTA）是近端肾小管对碳酸氢盐离子的重吸收障碍或者远端肾小管管腔与管周液间 pH 梯度建立障碍所引起的代谢性酸中毒。

临床上将肾小管性酸中毒分为 I 型（远端型）肾小管性酸中毒（RTA）、II 型（近端型）肾小管性酸中毒（PRTA）、III 型（混合型）肾小管性酸中毒和 IV 型（高血钾型）肾小管性酸中毒。

### （二）病因

1. I 型肾小管性酸中毒

有原发性和继发性，原发者见于先天性肾小管功能缺陷，多为常染色体显性遗传，也有隐性遗传和特发病例；继发者可见于很多疾病，如肾盂肾炎、药物性或中毒性肾病、甲状腺功能亢进、肾髓质囊性病、系统性红斑狼疮等。

2. II 型（近端）肾小管性酸中毒

有原发性、继发性和一过性，原发性多为常染色体显性遗传；继发性可能由药物、镉铅铝汞等中毒、遗传性疾病、多发性骨髓瘤、肾小管间质性疾病等引起；一过性多为婴儿发生。

3. III 型（混合型）肾小管性酸中毒

I 型与 II 型肾小管性酸中毒合并存在的类型。

4. IV 型肾小管性酸中毒

病因主要有两种，一是醛固酮分泌减少，二是远端肾小管对醛固酮的反应减弱。

## （三）病理

由于原发性或继发性原因导致远端肾小管排泌氢离子和小管腔液 – 管周间氢离子梯度功能障碍，导致尿液 pH > 6，净酸排泄减少。正常情况下远曲小管对碳酸氢根离子的重吸收很少，排泌的氢离子主要与管中磷酸氢钠交换钠离子，形成铵根离子不能弥散至细胞内，因此产生较陡峭的氢离子梯度。Ⅰ型 RTA 患者不能形成或维持这个梯度，故使氢离子储积，进而影响到体内碳酸氢根离子的储备，血液中氯离子代偿性增高，发生高氯性酸中毒。

## （四）护理评估

1. 临床表现

（1）Ⅰ型 RTA（远端型）：女性多见，多发病于 20 ~ 40 岁。主要表现为高氯性代谢性酸中毒及电解质紊乱而引起的系列表现。

①慢性高氯性代谢性酸中毒：临床上通常在晚期才有典型的酸中毒表现，如食欲差、呕吐、深大呼吸及神志改变等。

②电解质紊乱：由于远端肾单位氢泵与皮质集合管氢、钾泵功能减退而导致酸中毒与低血钾。

③肾性骨病：肾小管性酸中毒可抑制对钙的再吸收和维生素 D 的活化而引起高尿钙和低血钙，后者又可继发甲状旁腺功能亢进。因此，患者又可有低血磷及肾性骨病，患者常有骨痛、肾性骨折，小儿则可有骨畸形、侏儒、牙齿易松动、脱落。

④高钙尿、肾结石与肾钙化：由于大量排 $Ca^{2+}$，极易发生钙沉着而形成肾结石和肾钙化、继发感染与梗阻性肾病。

⑤肾功能：早期即有尿浓缩功能障碍，再加上溶质利尿，因此，有的患者可以多尿、烦渴和多饮为最早症状，晚期肾小球功能亦受损而导致尿毒症。

（2）Ⅱ型肾小管性酸中毒（近端型）：常见于幼儿期，少数患者随年龄增长可自行缓解，较多见于男性。主要表现为：

①高氯性代谢性酸中毒。

②一般患者低钾表现比较明显，而低血钙与骨病较轻。

③可同时有其他近曲小管功能障碍，如糖尿、氨基酸尿。

（3）混合型 RTA（Ⅲ型 RTA）：指Ⅰ和Ⅱ两型混合存在，该型 RTA 在临床并无特殊重要性。

（4）Ⅳ型肾小管性酸中毒（Ⅳ型 RTA）：Ⅳ型肾小管性酸中毒以高氯性酸中毒及持续型高血钾为特点。本型多见于老年人。临床常伴轻度肾功能不全、氮质血症，但阴离子正常，血氯升高，且酸中毒、高血钾程度与肾功能减退程度不相称。尿 NH4+ 降低，酸中毒时尿可呈酸性，尿碳酸氢根离子排出不多。

2. 辅助检查

（1）血液检查：查看电解质及血气分析的变化，如Ⅰ型 RTA 常引起低钾血症和高氯血症，Ⅱ型 RTA 可引起低磷血症，而Ⅳ型 RTA 常伴有高钾血症。

（2）尿液检查：观察尿量及尿的酸碱度变化。

（3）肾脏 B 超：肾脏呈弥漫性损害。

## （五）治疗

1. 纠正代谢性酸中毒

可用枸橼酸钾和枸橼酸钠混合液如复方枸橼酸合剂（Shohl 合剂）、Al-bright 合剂、枸橼酸合剂。用量依血碳酸氢根水平及呼吸代偿能力、血 pH 值综合判断，用药量应足以使血 pH 和二氧化碳结合力（$CO_2CP$）维持在正常范围。

2. 纠正骨质疏松

对儿童患者或骨质软化的成人患者需给予钙剂和维生素 D。每日维生素 D5 000 单位，促进钙的吸收和加速骨质恢复。需定期监测血钙水平，以防发生高钙血症。还可肌注苯丙酸诺龙，以利骨质成长。

3. 消除结石

远端 RTA 往往发生多发肾结石，对于较大结石、估计不能自行排出或引起梗阻的结石，可做体外冲击波碎石治疗。

**4. 中医中药**

可按肾阴虚或肾阳虚辨证施治应用六味地黄丸、金匮肾气丸、桂附地黄丸等。

**（六）护理问题**

**1. 体液不足**

与疾病所致多尿有关。

**2. 活动无耐力**

与本病造成的肾性骨病、骨折或手足抽搐有关。

**3. 潜在并发症**

严重电解质紊乱造成的急性或慢性肾功能不全、骨病、肾结石等。

**4. 知识缺乏**

缺乏与疾病相关的知识。

**（六）护理目标**

（1）维持体液、电解质及酸碱平衡，使患者不发生脱水症状。

（2）治疗原发病，使患者不影响日常活动。

（3）积极治疗疾病，延缓肾小管功能进一步损伤与恶化。

（4）学习掌握本病知识，了解遵医嘱服药的意义及必要性。

**（七）护理措施**

**1. 一般护理**

（1）肾小管性酸中毒严重者需卧床休息，必要时予以吸氧、镇静等护理。如发生低血钙引起手足抽搐，在遵医嘱用药的同时应严格卧床以免摔伤。

（2）做好低钾、低钙等电解质紊乱及代谢性酸中毒的病情观察。

（3）准确记录出入量：出入量是反映机体内水、电解质、酸碱平衡的重要指标，可直接反映患者病情变化。

（4）做好各项化验检查：各项化验检查为病情诊断提供良好的依据，所以应正确收集血、尿等各种标本，及时送检。

**2. 饮食护理**

保持电解质、酸碱度的平衡，维持营养物质的摄入，对于恶心、呕吐的患者要及时服用止吐药物，同时可给予清淡易消化饮食。

**3. 病情观察**

（1）观察低血钾表现，如有无恶心、呕吐、肌无力和软瘫、腹胀等表现，应给予相应的护理。

（2）观察低钙的表现，如骨痛、抽搐、骨发育不良等表现。

（3）观察尿量及尿酸碱度的变化。

（4）观察患者神志、体温、脉搏、呼吸、血压、大小便及用药后的反应，这些情况既可提示疾病进展，又利于发现病情异常变化。

**4. 心理护理**

由于本病的并发症较多，应主动与患者进行沟通，详细讲解疾病的发病机制及预后情况，消除患者恐惧等不良情绪，以便能积极配合诊断、治疗和护理。还要及时与患者家属沟通，有利于患者得到更多关心和支持。

**5. 健康教育**

（1）肾小管性酸中毒患者的酸碱失衡，尿素可从唾液腺、汗腺排出，在皮肤上沉着，引起口臭、口腔溃疡，所以在加强口腔及皮肤护理的同时，应做好卫生宣教，注意个人卫生。

（2）肾小管性酸中毒易反复发作，要做好卫生宣教及出院指导。让患者合理安排饮食起居，避免上呼吸道感染及其他部位的感染，并加强锻炼，增强机体抵抗力。

## 二、急性间质性肾炎

### （一）概述

急性间质性肾炎（AIN）又称急性肾小管间质性肾炎，是一组临床出现急性肾损害、病理以肾间质炎细胞浸润及水肿为主要表现的肾脏病。根据病因可分为药物相关性 AIN、感染相关性 AIN 及自身免疫性 AIN。

### （二）病因

急性间质性肾炎的病因多样，大致有药物过敏、感染相关、肾移植急性排异反应、系统性疾病伴发等几种。

1. 药物相关性急性间质性肾炎

药物过敏是导致 AIN 最常见的原因，常见的致病药品有抗生素、利尿剂和制酸剂等，用药后可能出现肾功能下降及肾小管功能损害。

2. 感染相关性急性间质性肾炎

肾脏局部感染和全身感染均可引起急性间质性肾炎，肾脏感染主要见于肾盂肾炎和肾结核；全身感染主要由于细菌、真菌和病毒感染。

3. 自身免疫性急性间质性肾炎

结节病、干燥综合征、系统性红斑狼疮等自身免疫性疾病均可能引起自身免疫性急性间质性肾炎。

### （三）病理

各种急性间质性肾炎存在几种基本病理变化，一是间质水肿和炎症细胞浸润，二是小管病变，三是肉芽肿形成。光镜下病变主要在肾间质及肾小管，肾小管上皮细胞退行性变，肾小球与肾血管可以正常。电镜显示在病变早期可见细胞肿胀、空泡变性、线粒体肿胀、近端小管刷状缘脱落。在进展的病例可见小管细胞变扁平并伴有膜撕裂、萎缩、变性。当非甾体抗炎药同时引起肾小球微小病变型肾病时，还可见肾小球脏层上皮细胞足突广泛融合。

### （四）护理评估

1. 临床表现

（1）药物相关性急性间质性肾炎：主要表现为突发的肾小球滤过率下降，血清尿素氮、肌酐进行性增高，可伴有恶心、呕吐、消瘦、疲乏无力、发热、皮疹、关节痛等症状。伴或不伴有少尿，血压多正常。发热、皮疹、嗜酸性粒细胞增多称为三联征。

（2）感染相关性急性间质性肾炎：有原发病的临床表现，如发热、寒战、血白细胞增多等感染中毒症状或午后低热、盗汗、食欲差等结核中毒症状以及感染部位的症状。如果是肾脏局部感染，则有腰背痛和肾区叩痛。其他症状同上。

（3）自身免疫性急性间质性肾炎：主要是原发病的表现，原发病的表现随着病种的不同而迥异，肾脏病变也不同，因此临床表现差异大，但是多有间质性肾炎的临床表现。

2. 辅助检查

（1）尿液检查：一般为少量蛋白尿、无菌性白细胞尿、嗜酸性粒细胞尿（＞5%）、肾性糖尿、低渗尿。

（2）血液检查：肌酐和尿素氮增高，高钾、高氯等电解质紊乱，代谢性酸中毒等，菌血症时血培养阳性。

（3）B超检查：肾脏呈正常大小或体积增大，皮质回声增强，同于或高于肝脏回声。

（4）病理学检查：肾间质水肿伴灶性或弥漫性炎细胞浸润，肾小管可有不同程度的退行性变，肾小球和肾血管正常或病变较轻。

### （五）治疗

1. 药物相关性急性间质性肾炎

治疗原则为去除病因，支持治疗以防治并发症以及促进肾功能恢复。

（1）一般治疗：应力争去除病因，首先停用相关药物或可疑药物，避免再次使用同类药物。支持治疗主要在于对急性肾衰竭及其并发症的非透析治疗措施或透析治疗，主要目标是改善症状并减少并发症。

（2）特殊治疗：如果停用致病药物数周后患者的肾功能未能得到改善、肾衰竭程度过重且病理提示肾间质弥散性炎细胞浸润，或肾脏病理显示肉芽肿性肾间质肾炎者，有必要早期给予糖皮质激素治疗，常可获得利尿、加速肾功能改善的疗效。

2. 感染相关性急性间质性肾炎

针对可疑病原体给予积极抗感染及支持治疗最重要，对重症呈少尿或无尿型急性肾衰竭表现或伴有多器官衰竭，应按急性肾衰竭治疗原则给予替代治疗。

3. 自身免疫性急性间质性肾炎

特发性急性间质性肾炎的治疗主要是支持治疗和免疫抑制治疗。对病情较重者及伴有肉芽肿的特发急性间质性肾炎应早期应用中等剂量的激素治疗，必要时可以考虑给予甲泼尼龙冲击治疗。若无效或停药后复发，则可考虑应用其他免疫抑制剂（如环磷酰胺或环孢素等）治疗，仍可获得满意疗效，但需要特别注意监测这些药物的副作用。

### （六）护理问题

1. 体液过多

与肾小球滤过率下降、水钠潴留有关。

2. 有电解质和酸碱失衡的危险

与肾小管功能异常有关。

3. 有感染的危险

与贫血、抵抗力下降有关。

4. 有皮肤完整受损的危险

与高度水肿有关。

5. 知识缺乏

缺乏疾病预防及用药相关知识。

6. 潜在并发症

急性肾衰竭等。

7. 体温过高

与身体受到感染有关。

### （七）护理目标

（1）体液平衡，表现为水肿消退、尿量增加、尿分析结果正常。

（2）电解质和酸碱平衡，表现为血液生化指标正常，呼吸平稳。

（3）避免及减轻肾实质的损伤，防止肾衰竭。

（4）避免全身或局部的感染。

（5）皮肤完好无损。

（6）学习掌握疾病相关知识，了解疾病过程和治疗方案。

### （八）护理措施

1. 一般护理

卧床休息，水肿明显者给予无盐饮食，水肿减轻后给予低盐饮食，饮食应易消化、富含维生素。出现急性肾功能不全者，限制蛋白入量，给予优质蛋白，维持营养状态。

2. 心理护理

鼓励患者表达自己的想法，适时给予心理支持，对焦虑紧张的患者给予心理疏导。

3. 治疗配合

针对病因治疗，如药物过敏所致的急性间质性肾炎应该找到致敏药物，并立即停用，可以应用糖皮质激素，同时加强支持治疗，必要时给予透析支持治疗。尽量减轻肾功能受损，加速肾功能的恢复。如感染引起的急性间质性肾炎应控制感染，预防出现医院内感染，提供安静舒适的环境。

4. 用药护理

停用致敏药物，慎用对肾功能有影响的药物，纠正酸碱和电解质平衡紊乱，治疗并发症。

5. 心理、社会因素与健康教育

应尽快明确病因，即刻停用致病药物，经适当治疗后，肾功能可以部分或完全恢复。但由于起病病因、治疗病程长短、肾功能受损程度、间质浸润和纤维化情况及治疗及时与否均可影响肾功能的恢复时间和程度，而且，肾功能的恢复还取决于多学科的协作和综合治疗的措施。因此，帮助患者掌握本病知识，对健康人群宣教用药常识，与社区医护人员相互支持、通力协作非常重要。

# 三、慢性间质性肾炎

## （一）概述

慢性间质性肾炎是由不同病因引起的一组以肾间质纤维化及肾小管萎缩伴慢性炎细胞浸润为主要病理表现的临床病理综合征，又称慢性肾小管间质性肾炎。

## （二）病因

引起该病的原因较多，常见的有药物、重金属、放射线、血管疾病、尿路梗阻、代谢疾病、免疫疾病、肉芽肿病、感染、血液病、遗传病等。

1. 微生物感染引起的慢性间质性肾炎

尿流动力学出现异常的情况下容易出现尿路的感染，慢性非梗阻反流性肾盂肾炎是导致慢性间质性肾炎的常见原因。

2. 中毒引起的慢性间质性肾炎

引起中毒性慢性间质性肾炎的原因有很多，包括止痛剂、某些化疗药物、重金属、放射线等因素。

## （三）病理

在慢性间质性肾炎的晚期，肾脏缩小，外形不规则，见多发的瘢痕，经常存在两肾不等大。光镜下，间质呈典型的慢性炎症变化，主要见淋巴细胞、浆细胞和成纤维细胞。有大量的胶原和含黏多糖的基质沉积。肾小管细胞萎缩扁平，肾小管外形扭曲，常见管腔扩张，内含嗜酸性管型。肾小管基底膜特征性增厚。疾病后期肾小球受累，周围绕以纤维组织，最后肾小球发生纤维化和透明样变。

## （四）护理评估

1. 临床表现

（1）微生物感染引起的慢性间质性肾炎：慢性非梗阻反流性肾盂肾炎多见于儿童，排尿或膀胱充盈时有腰痛，排尿间歇短而尿量多，合并感染时有肾盂肾炎发作。另外，还有肾小管功能障碍的临床表现，如尿液酸化功能、浓缩功能障碍，早期一般无水肿。

（2）中毒性慢性间质性肾炎：止痛剂中毒者以年轻女性多见，长期服用止痛剂后出现肾小管功能受损；化疗药物中毒者表现为化疗后出现蛋白尿和肾功能改变；重金属中毒后出现肾小管功能损害，锂中毒可以出现肾性尿崩症，铅中毒除了全身表现外，在肾脏表现为肾小管功能失常，肾性糖尿、氨基酸尿、蛋白尿、管型尿及尿铅排量增加等。

2. 辅助检查

（1）尿液检查：蛋白尿、红细胞和白细胞尿，感染时有脓尿、糖尿、低渗透尿等。

（2）血液检查：代谢性酸中毒、低钠、低钾等。

（3）病理学检查：肾间质纤维化，肾小管和肾血管萎缩。

（4）影像学检查：微生物感染引起的慢性间质性肾炎可见病侧肾盂肾盏腔增大，输尿管扩张，肾皮质区变薄；止痛剂性肾病的 X 线表现为戒指征或环形影，铅中毒者骨 X 线表现有骨硬化现象。

## （五）治疗

1. 尿路感染

对于细菌感染引起的慢性间质性肾炎应用抗生素，抗感染用药时注意细菌敏感性的变化、用量和疗程，并根据肾功能状态调整药物用量，尽量选择对肾脏毒性小的药物。

2. 镇痛剂性肾病

早期诊断至关重要，作出诊断后即应停止服用有关药物，减少非那西汀投放量，有助于预防本病的发生。

3. 梗阻性肾病

根据梗阻的病因解除梗阻，同时控制感染并保存肾功能。

4. 中毒性肾病

药物引起的中毒性肾病应停用该药，重金属引起的中毒性肾病应减少接触并用解毒药。

## （六）护理问题

1. 有生命体征改变的可能

与疾病严重程度有关。

2. 饮食习惯与摄入量改变

与肌酐的升高引起的消化功能紊乱有关。

3. 恐惧

与慢性疾病引起的全身不适有关。

4. 健康维护能力降低

与滥用药物或重金属慢性中毒引起的机体功能改变有关。

5. 知识缺乏

与缺乏疾病治疗和护理知识有关。

## （七）护理目标

（1）通过治疗维持正常生命体征。

（2）纠正营养不良，改善机体一般情况。

（3）患者不安情绪得到缓解。

（4）患者的病情变化得到及时的评估和处理。

（5）患者得到全面的、系统的健康维护。

## （八）护理措施

1. 一般护理

卧床休息，提供安静舒适环境，给予优质蛋白、高营养、低盐饮食。

2. 心理护理与治疗配合

护士应了解患者及家属对该病的认知程度，及时提供各种治疗信息，帮助患者树立对治疗的信心，积极参与检查和治疗，保证治疗和护理的连续性，做好心理关怀，创造舒适的休息环境，减轻和控制症状，增加患者的生活乐趣。

3. 用药配合

对有尿路感染的患者选用敏感的抗生素。对有尿路梗阻的患者，在控制感染后应手术解除尿路梗阻。寻找引起肾功能恶化的原因，通过治疗减缓肾功能的下降。

4. 健康指导

指导患者应用正确的饮食方法，改进一些不良的生活习惯，避免肾损害因素，定期检查，了解肾功能的情况。

告知患者避免长期应用止痛药；对进行化疗的患者，在化疗期间密切观察肾脏功能改变；对于接触重金属者，应定期检查肾脏功能，以了解是否存在重金属引起的肾脏病变。如果出现肾脏病变，应该立即停止应用止痛或化疗药，脱离重金属环境。

# 第九章
## 神经内科疾病的护理

### 第一节 脑血管疾病患者的护理

脑血管疾病（CVD）是由于各种血管源性脑病变引起的脑功能障碍。根据神经功能缺失的时间可将脑血管疾病分为短暂性脑缺血发作（不足 24 h）和脑卒中（超过 24 h）；根据病理性质可分为缺血性脑卒中和出血性脑卒中，前者又称为脑梗死，包括脑血栓形成和脑栓塞，后者包括脑出血和蛛网膜下腔出血。CVD 是神经系统的常见病和多发病，死亡率约占所有疾病的 10%，已成为重要的严重致残疾病。

#### 一、短暂性脑缺血发作患者的护理

短暂性脑缺血发作（TIA）是指颈动脉或椎 – 基底动脉系统短暂性供血不足，引起的短暂性、局限性、反复发作的脑功能缺损或视网膜功能障碍。临床症状多在 1 h 内可缓解，最长不超过 24 h，影像学检查无责任病灶。

**（一）专科护理**

1. 护理要点

向患者讲解疾病的发病特点，指导患者活动时注意安全，避免单独行动，防止发生外伤。告知患者疾病的危害：如果控制不好，TIA 将会进展为脑梗死，使患者从思想上真正重视疾病。

2. 主要护理问题

（1）知识缺乏：缺乏疾病相关知识。

（2）有跌倒的危险：与突发的一过性失明、跌倒发作及眩晕有关。

（3）潜在并发症：脑卒中。

3. 护理措施

（1）疾病知识指导：向患者讲解疾病的病因、常见临床症状、诱因、治疗方法及自我护理知识。通过耐心地讲解，帮助患者了解疾病的相关用药知识及疾病的预后，让患者既不过分担忧疾病，又不放松对疾病的警惕，帮助患者寻找和去除自身的危险因素，积极治疗相关疾病，改变不良生活方式，建立良好的生活习惯。

（2）饮食指导：让患者了解肥胖、吸烟、酗酒及饮食因素与脑血管疾病的关系。指导患者进食低糖、低盐、低脂、低胆固醇和富含不饱和脂肪酸、蛋白质、纤维素的食物，多食含钾丰富的食物，多吃水果、蔬菜，戒烟限酒，规律饮食，避免过饥、过饱。

（3）用药指导：指导患者遵从医嘱正确服药，并注意观察药物的不良反应。如抗凝治疗时应密切观察有无牙龈出血、皮下出血、黏膜出血等表现，是否出现血尿，同时应定期检查血象；告知患者使用降压药物时，血压降至理想水平后应继续就医，遵医嘱服用维持量，以保持血压的相对稳定；对无症状的患者更应该强调用药的重要性，使其认识到不遵医嘱行为将导致的严重危害。

（4）安全指导：向患者讲解疾病的发作特点，尤其对于频繁发作的患者，应避免重体力劳动，避免单独外出、如厕、沐浴。改变体位时、转头时速度宜慢，幅度宜小，防止诱发 TIA。

## （二）健康指导

1. 疾病知识指导

（1）TIA 是指各种脑血管病变引起的短暂性、局限性、反复发作的脑功能缺损或视网膜功能障碍。临床症状多在 1 h 内可缓解，最长不超过 24 h，影像学检查无责任病灶。

（2）TIA 发生的主要原因有动脉粥样硬化、血流动力学（hemodynamics）改变及血液成分改变等。心源性栓子、动脉粥样硬化（atherosclerosis）的斑块脱落，在血流中形成微栓子，随血流到小动脉而堵塞血管，出现脑局部供血不足，而随着斑块的破裂或溶解，症状缓解。此型 TIA 发作频度低，但症状多样，每次发作持续时间长，可持续 2 h。还有脑动脉完全狭窄或闭塞，当某些原因使血压急剧波动时，侧支循环短时间内无法建立，则会发生该处脑组织的供血不足。还有一些血液系统疾病，如血小板增多、严重贫血以及各种原因导致的血液的高凝状态等也可导致 TIA 的发病。

（3）TIA 的特点是急性发病，每次发作时间短，最长不超过 24 h，反复发作，且每次发作症状相似，不遗留视网膜或脑神经功能障碍。根据其缺血部位不同，临床症状多样，表现为肢体的偏瘫（hemiplegia）、偏身感觉障碍、失语，双下肢无力、视力障碍、眩晕、复视、跌倒发作等。

（4）TIA 主要的辅助检查有 CT 或 MRI，但结果大多正常，血常规、凝血象、生化检查也是必要的。

（5）TIA 确诊后需针对病因治疗，治疗心律失常、控制血压、糖尿病、高脂血症、血液系统疾病等。日常活动中要防止颈部活动过度等诱发因素。药物治疗可选择抗血小板凝集药物，对预防复发有一定的作用。对于发作时间较长、频繁发作且逐渐加重，同时无明显的抗凝治疗禁忌证者进行抗凝治疗，主要药物有肝素（heparin）、低分子肝素、华法林等。

2. 饮食指导

（1）每日食盐摄入量应在 6 g 以下，对于高血压患者则控制在 3 g 以下，防止食盐摄入过多导致血压升高。

（2）以清淡饮食为主，多食用豆类、植物油、粗粮、蔬菜、水果等，适量进食瘦肉、牛奶，对于体重超标的患者，建议减肥，并控制体重。

（3）糖尿病患者忌食糖及含糖较多的糕点、水果、罐头等，严格控制血糖，因为糖尿病可以导致脑动脉硬化提前发生。

（4）调整饮食，降低胆固醇的摄入量，每日不超过三个蛋黄，少食动物内脏。

（5）戒烟限酒，烟酒可以导致高血压或使血压升高，但提示戒烟、限酒需要一个过程，防止突然戒掉导致不良反应的发生。

3. 日常活动指导

（1）适当的户外活动，如快走、慢跑、散步等，每次 30 ~ 40 min，以不感到疲劳和紧张为原则。

（2）打太极拳、垂钓、登山等，可以缓解头晕、头痛的症状，同时也可以促进血液循环。

（3）每日静坐冥思 1 ~ 2 次，松身心，有助于缓解神经性头痛，

4. 日常生活指导每次 30 min 左右，排除杂念，放降低血压。

（1）出现头晕、头痛、复视及恶心呕吐症状的，患者要及时就医，以卧床休息为主，注意枕头不宜太高，以免影响头部的血液供应。在仰头或头部转动时动作缓慢，幅度不可过大，防止因颈部活动过度或过急导致 TIA 发作而跌伤。变换体位时动作要轻慢，以免诱发眩晕而增加呕吐次数。尽量避免患者单独活动，以免发生意外伤害。

（2）心烦、耳鸣、急躁易怒、失眠多梦的患者要多注意休息，睡前避免服用一些易导致兴奋的饮料，如咖啡、浓茶等。

（3）记忆力减退，注意力不集中，常有健忘发生的患者，身边应常备纸笔以便随时记录一些重要事情，以免再次发生遗忘。

（4）TIA 频繁发作的患者应避免重体力劳动，要重视疾病的危险性。必要时在如厕、洗浴及外出活动时均要有家属陪伴，以免发生意外。

（5）出院后定期门诊随访，动态了解血压、血脂、血糖和心脏功能，预防并发症和 TIA 的复发。

5. 用药指导

（1）遵医嘱正确服药，不可以随意更改药品的种类、剂量、时间、用法，甚至终止服药。

（2）因抗凝治疗会导致皮肤有出血点，个别患者还会有消化道的出血，所以在用药时要严密观察有无出血倾向。

（3）在使用阿司匹林或奥扎格雷等抗血小板凝集药物治疗时，可出现食欲缺乏、皮疹或白细胞减少等不良反应，所以一定要严格遵医嘱用药。

6. 保持心态平衡

（1）积极调整心态，稳定情绪，培养自己的兴趣爱好。

（2）建议多参加一些文体活动以陶冶心情，丰富个人生活。

（3）增强脑的思维活动，但要做到劳逸结合。

7. 预防复发

（1）遵医嘱正确用药。

（2）定期复诊，监测血压、血脂等，保持情绪稳定，避免生气、激动、紧张。适当体育活动，如散步、太极拳等。

**（三）循证护理**

TIA 是脑卒中的重要危险因素，调查显示：因 TIA 急诊入院的患者中约有 50% 的患者在 48 h 会发生脑卒中，约 10.5% 的患者在 90 天内会发生脑卒中。而 TIA 是脑卒中的可控制的危险因素。所以做好 TIA 患者的健康教育，控制 TIA 的发作，是降低脑卒中发病率的重要手段。良好的健康教育可以控制 TIA 发病率，对于 TIA 的患者如何做好健康教育应是我们护理工作的重点。

## 二、脑梗死患者的护理

脑梗死（CI）又称缺血性脑卒中，包括脑血栓形成、腔隙性脑梗死和脑栓塞等，是指因脑部血液循环障碍，缺血、缺氧所致的局限性脑组织的缺血性坏死或软化。好发于中老年人，多见于 50～60 岁以上的动脉硬化者，且多伴有高血压、冠心病或糖尿病；男性稍多于女性。通常有前驱症状，如头晕、头痛等，部分患者发病前曾有 TIA 史。常见表现如失语、偏瘫、偏身感觉障碍等。临床上根据部位不同可分为前循环梗死、后循环梗死和腔隙性梗死。

**（一）专科护理**

1. 护理要点急性期

加强病情观察（昏迷患者使用格拉斯哥昏迷量表评定），防治脑疝；低盐低脂饮食，根据洼田饮水试验的结果，3 分以上的患者考虑给予鼻饲，鼻饲时防止食物反流，引起窒息；偏瘫患者保持肢体功能位，定时协助更换体位，防止压疮，活动时注意安全，生命体征平稳者早期康复介入；失语患者进行语言康复训练要循序渐进，持之以恒。

2. 主要护理问题

（1）躯体活动障碍与偏瘫或平衡能力下降有关。

（2）吞咽障碍与意识障碍或延髓麻痹有关。

（3）语言沟通障碍与大脑语言中枢功能受损有关。

（4）有废用综合征的危险与意识障碍、偏瘫所致长期卧床有关。

3. 护理措施

（1）一般护理。①生活护理：卧位（强调急性期平卧，头高足低位，头部抬高 15°～30°）、皮肤护理、压疮预防、个人卫生处置等。②安全护理：病房安装护栏、扶手、呼叫器等设施；床、地面、运动场所尽量创造无障碍环境；患者使用安全性高的手杖、衣服、鞋；制订合理的运动计划，注意安全，避免疲劳。③饮食护理：鼓励进食，少量多餐；选择软饭、半流质或糊状食物，避免粗糙、干硬、辛辣等刺激性食物；保持进餐环境安静、减少进餐时的干扰因素；提供充足的进餐时间；掌握正确的进食方法（如吃饭或饮水时抬高床头，尽量端坐，头稍前倾）；洼田饮水试验 2～3 分的患者不能使用吸管吸水，一旦发生误吸，迅速清理呼吸道，保持呼吸道通畅；洼田饮水试验 4 ~ 5 分的患者给予静脉营养支持或鼻饲，做好留置胃管的护理。根据护理经验，建议脑梗死患者尽量保证每日 6 ~ 8 瓶（3 000 ~ 4 000 mL）的进水量，可有效地帮助改善循环，补充血容量，防止脱水。

（2）用药护理。①脱水药：保证用药的时间、剂量、速度准确，注意观察患者的反应及皮肤颜色、弹性的变化，保证充足的水分摄入，准确记录 24 h 出入量，注意监测肾功能。②溶栓抗凝药：严格遵医嘱剂量给药，监测生命体征、观察有无皮肤及消化道出血倾向，观察有无并发颅内出血和栓子脱落引起的小栓塞。扩血管药尤其是应用尼莫地平等钙通道阻滞剂时，滴速应慢，同时监测血压变化。使用低分子右旋糖酐改善微循环治疗时，可能出现发热、皮疹甚至过敏性休克，应密切观察。目前临床不常用。

（3）心理护理。重视患者精神情绪的变化，提高对抑郁、焦虑状态的认识，及时发现患者的心理问题，进行针对性护理（解释、安慰、鼓励、保证等），以消除患者的思想顾虑，稳定情绪，增强战胜疾病的信心。

（4）康复护理。躯体康复：①早期康复干预，重视患侧刺激，保持良好的肢体位置，注意体位变换，床上运动训练（Bobath 握手、桥式运动、关节被动运动、起坐训练）。②恢复期功能训练。③综合康复治疗：合理选用针灸、理疗、按摩等辅助治疗。

（5）语言训练。①沟通方法指导：提问简单的问题，借助卡片、笔、本、图片、表情或手势沟通，安静的语言交流环境，关心、体贴、缓慢、耐心等。②语言康复训练：肌群运动、发音、复述、命名训练等，遵循由少到多、由易到难、由简单到复杂的原则，循序渐进。

### （二）健康指导

1. 疾病知识指导

（1）概念：脑梗死是因脑部的血液循环障碍，缺血、缺氧所引起的脑组织坏死和软化，它包括脑血栓形成、腔隙性脑梗死（腔梗和脑栓塞等）。

（2）形成的主要原因：年龄（多见于 50 ~ 60 岁以上）、性别（男性稍多于女性）、脑动脉粥样硬化、高血压、高脂血症、糖尿病脑动脉炎、血液高凝状态、家族史等，脑栓塞形成的主要原因有肛湿性心脏病、二尖瓣狭窄并发心房颤动、血管粥样硬化斑块、脓栓脂肪栓子等。

（3）主要症状：脑血栓形成常伴有头晕、头痛、恶心、呕吐的前驱症状，部分患者曾有短暂性脑供血不全，发病时多在安静休息中，应尽快就诊，以及时恢复血液供应，早期溶栓一般在发病后的 6 h 之内，脑栓塞起病急，多在活动中发病。

（4）常见表现：脑血栓形成常表现为头晕、头痛、恶心、言语笨拙、失语、肢体瘫痪、感觉减退、饮水或进食呛咳、意识不清等脑栓塞常表现为意识不清、失语、抽搐、偏瘫、偏盲（一侧眼睛看不清或看不见）等。

（5）常用检查项目：凝血象、血常规、血糖、血脂、血液流变学、同型半胱氨酸等血液检查，CT 检查、MRI 检查、DSA、TCD。

（6）治疗：在急性期进行个体化治疗（如溶栓、抗凝、降纤）此外酌情给予改善脑循环，脑保护，抗脑水肿，降颅内压，调整血压，血糖，血脂，控制并发症，康复治疗等。脑栓塞治疗与脑血栓形成有相同之处，此外需治疗原发病。

（7）预后：脑血栓形成在急性期病死率为 5% ~ 15%，存活者中 50% 留有后遗症，脑栓塞有 10% ~ 20% 的患者 10 日内再次栓塞再次栓塞病死率高，2/3 患者遗留不同程度的神经功能缺损。

2. 康复指导

（1）康复的开始时间一般在患者意识清楚、生命体征平稳、病情不再发展后 48 h 即可进行。

（2）康复护理的具体内容如下，要请专业的康复医师进行训练，

①躯体康复。

a. 早期康复干预：重视患侧刺激、保持良好的肢体位置、注意体位变换、床上运动训练（Bobath 握手、桥式运动、关节被动运动、起坐训练）。

b. 恢复期功能训练。

c. 综合康复治疗：合理选用针灸、理疗、按摩等辅助治疗。

②语言训练。

a. 沟通方法指导：提问简单的问题，借助卡片、笔、本、图片、表情或手势沟通，安静的语言交流环境，关心、体贴、缓慢、耐心等。

b. 语言康复训练：肌群运动、发音、复述、命名训练等，遵循由少到多、由易到难、由简单到复杂的原则，循序渐进。

（3）康复训练所需时间较长，需要循序渐进，树立信心，持之以恒，不要急功近利和半途而废。家属要关心体贴患者，给予生活照顾和精神支持，鼓励患者坚持锻炼。康复过程中加强安全防范，防止意外发生。

（4）对于康复过程中的疑问请询问医生或康复师。

3. 饮食指导

（1）合理进食，选择高蛋白、低盐、低脂、低热的清淡食物，改变不良的饮食习惯，如油炸食品、烧烤等，多食新鲜蔬菜水果，避免粗糙、干硬、辛辣等刺激性食物，避免过度食用动物内脏、动物油类，每日食盐量不超过6 g。

（2）洼田饮水试验2～3分者，可头偏向一侧，喂食速度慢，避免交谈，防止呛咳、窒息的发生；洼田饮水试验4～5分者，遵医嘱给予鼻饲饮食，密切防止食物反流引起窒息。

（3）增加粗纤维食物摄入，如芹菜、韭菜，适当增加进水量，顺时针按摩腹部，减少便秘发生。患者数天未排便或排便不畅，可使用缓泻剂，诱导排便。

4. 用药指导

（1）应用溶栓抗凝降纤类药物的患者应注意有无胃肠道反应、柏油样便、牙龈出血等出血倾向。为保障用药安全，在使用溶栓、抗凝、降纤等药物时需检查出凝血机制，患者应予以配合。

（2）口服药按时服用，不要根据自己感受减药、加药，忘记服药或在下次服药时补上忘记的药量会导致病情波动；不能擅自停药，需按照医生医嘱（口服药手册）进行减量或停药。

（3）静脉输液的过程中不要随意调节滴速，如有疑惑需询问护士。

5. 日常生活指导

（1）患者需要安静、舒适的环境，保持平和、稳定的情绪，避免各种不良情绪影响。改变不良的生活方式，如熬夜、赌博等，适当运动，合理休息和娱乐，多参加有益的社会活动，做力所能及的工作及家务。

（2）患者起床、起坐、低头等体位变化时动作要缓慢，转头不宜过猛过急，洗澡时间不能过长，外出时有人陪伴，防止意外发生。

（3）气候变化时注意保暖，防止感冒。

（4）戒烟、限酒。

6. 预防复发

（1）遵医嘱正确用药，如降压、降脂、降糖、抗凝药物等。

（2）出现头晕、头痛、一侧肢体麻木无力、口齿不清或进食呛咳、发热、外伤等症状时及时就诊。

（3）定期复诊，动态了解血压、血脂、血糖以及功能，预防并发症和复发。

**（三）循证护理**

由于脑梗死患者具有发病率高，并发症严重，发病年龄偏高的特点，老年脑梗死患者的护理一直是神经科护理学研究领域的热点，研究结果显示影响老年脑梗死患者康复的社会因素包括家庭经济情况、医疗及护理水平，与家庭成员关系和受教育的文化程度。多项研究结果显示早期康复能够有效改善老年脑梗死患者的肢体运动功能，促进心理状态的恢复，提高生活能力及生活质量。

关于促进老年脑梗死偏瘫患者舒适的循证护理研究表明，对导致患者不舒适的多种因素实施相应的循证护理措施显著改善了脑梗死偏瘫患者舒适状况，具体措施包括采用热敷和热水浸泡、局部按摩与变换体位等来改善腰背及肢体疼痛，同时还可采取肢体摆放、肢体活动、放松疗法等。

### 三、脑出血患者的护理

脑出血是指原发性非外伤性脑实质内的出血。占急性脑血管疾病的 20% ~ 30%。高血压并发动脉硬化是自发性脑出血的主要病因，高血压患者有 1/3 的机会发生脑出血，而 93.91% 的脑出血患者都有高血压病史。脑出血常发生于男性 50 ~ 70 岁，冬春季易发，发病前常无预感，多在情绪紧张、兴奋、排便用力时发病，可出现头痛、头晕、肢体麻木等先驱症状，也可在原有基础上突然加重。

#### （一）专科护理

**1. 护理要点**

脑出血患者在临床护理中最重要的是绝对卧床休息、保持大便通畅和情绪稳定；根据出血量多少、部位不同决定绝对卧床时间；加强病情观察；高血压患者调整血压；观察患者应用脱水剂后的情况。

**2. 主要护理问题**

（1）急性意识障碍与脑出血产生脑水肿所致的大脑功能受损有关。

（2）潜在并发症：脑疝、上消化道出血。

（3）清理呼吸道无效与分泌物过多、咳嗽无力、意识障碍有关。

（4）有误吸的危险与吞咽神经受损、意识障碍有关。

（5）有皮肤完整性受损的危险与瘫痪、长期卧床、年老消瘦、营养低下、感知改变、大小便失禁有关。

（6）躯体活动障碍与偏瘫、意识障碍有关。

（7）语言沟通障碍与失语有关。

（8）进食、如厕自理缺陷与偏瘫有关。

（9）有废用综合征的危险与脑出血所致运动障碍或长期卧床有关。

**3. 护理措施**

（1）一般护理。

①休息与安全：急性期患者绝对卧床 2 ~ 4 周，头部抬高 15° ~ 30° 减轻脑水肿，烦躁患者加护床挡，必要时给予约束带适当约束；病室保持清洁、安静、舒适，室内空气新鲜，室温保持在 18 ~ 22℃，相对湿度 50% ~ 70%。

②日常生活护理：以高蛋白、高维生素、易消化的清淡饮食为主，发病 24 h 后仍有意识障碍、不能经口进食者，应给予鼻饲饮食，同时做好口腔护理。协助更换体位，加强皮肤护理，防止压疮；保持二便通畅，尤其二便失禁患者注意保护会阴部皮肤清洁干燥，早期康复介入，保持肢体功能位置。

③心理护理：评估患者心理状况，实施健康宣教，在治疗期间，鼓励患者保持情绪稳定。告知本病治疗及预后的有关知识，帮助患者消除焦虑、恐惧心理。

（2）病情观察及护理。

①密切观察意识、瞳孔、生命体征变化。掌握脑疝的前驱症状头痛剧烈、喷射状呕吐、血压升高、脉搏洪大、呼吸深大伴鼾声、意识障碍加重等。发现异常情况，及时报告医生。

②保持呼吸道通畅，患者取平卧位，将头偏向一侧，及时清除呕吐物及咽部分泌物，防止呕吐物及分泌物误入气管引起窒息。

③建立静脉通道，遵医嘱用药，颅内压增高者遵医嘱给予脱水药。维持血压稳定，患者的血压保持在 150 ~ 160/90 ~ 100 mmHg 之间为宜，过高易引起再出血，过低则可使脑组织灌注量不足。

④定时更换体位，翻身时注意保护头部，转头时要轻、慢、稳呼吸不规则者，不宜频繁更换体位。

⑤如患者痰液较少或呼吸伴有痰鸣音，鼓励患者咳嗽，指导患者有效排痰的方法，痰液较多、部位较深或咳痰无力时给予吸痰，吸痰前协助患者翻身、轻叩背，叩背顺序要由下向上，由外向内，力度适宜。

⑥密切观察上消化道出血的症状和体征。如呕吐的胃内容物呈咖啡色，则应考虑是否发生应激性溃疡，留取标本做潜血试验。急性消化道出血期间应禁食，恢复期应避免食用刺激性食物及含粗纤维多的食物。观察患者有无头晕、黑便、呕血等失血性休克表现。

⑦保持良好肢体位置，做好早期康复护理。对于脑出血软瘫期的患者，加强良好姿位摆放，避免一

些异常反射的出现，例如牵张反射。

（3）用药护理。使用脱水降颅压药物时，如20%甘露醇注射液、呋塞米注射液、甘油果糖、托拉塞米注射液等，注意监测尿量与水电解质的变化，防止低钾血症和肾功能受损。应用抗生素，防止肺感染、泌尿系感染等并发症。

（4）心理护理。患者常因偏瘫、失语、生活不能自理而产生悲观恐惧的心理，护士应经常巡视病房，与之交谈，了解患者心理状态，耐心解释，给予安慰，帮助患者认识疾病，树立信心，配合治疗和护理。同时还要关注家属的心理护理，由于患者病情危重，家属多有紧张情绪，加之陪护工作很辛苦，导致身心疲惫，故在患者面前易表现出烦躁、焦虑、易怒，引起患者情绪波动，可能加重病情。

### （二）健康指导

1. 疾病知识指导

（1）脑出血指原发性（非外伤性）脑实质内的出血，占全部脑卒中的20%～30%。

（2）脑出血的病因。①高血压并发细小动脉硬化。②颅内肿瘤。③动静脉畸形。④其他：脑动脉炎、血液病、脑底异常血管网症、抗凝或溶栓治疗、淀粉样血管病。

（3）脑出血的诱因。寒冷气候、精神刺激、过度劳累、不良生活习惯（吸烟、酗酒、暴饮暴食、食后沐浴等）。

（4）脑出血的治疗。脑出血急性期治疗的主要原则：防止再出血、控制脑水肿、维持生命功能和防治并发症。①一般治疗：绝对卧床休息，保持呼吸道通畅，预防感染等。②调控血压。③控制脑水肿。④应用止血药和凝血药。⑤手术治疗（大脑半球出血量＞30 mL和小脑出血量＞10 mL）。⑥早期康复治疗。

2. 康复指导

（1）急性期应绝对卧床休息2～4周，抬高床头15°～30°减轻脑水肿。发病后24～48 h尽量减少头部的摆动幅度，以防加重出血。四肢可在床上进行小幅度翻动，每2 h一次，有条件可使用气垫床预防压疮。

（2）生命体征平稳后应开始在床上进行主动训练，时间从5～10 min/次开始，渐至30～45 min/次，如无不适，可作2～3次/日，不可过度用力憋气。

（3）康复训练需要请专业的医师，可以为患者进行系统的康复训练。

3. 饮食指导

选择营养丰富、低盐低脂饮食，如鸡蛋、豆制品等。避免食用动物内脏，动物油类，每日食盐量不超过6 g，多吃蔬菜、水果，尤其要增加粗纤维食物，如芹菜、韭菜，适量增加进水量，预防便秘的发生。洼田饮水试验2～3分者，可头偏向一侧，喂食速度慢，避免交谈，尽量选用糊状食物，防呛咳、窒息，洼田饮水试验4～5分者，遵医嘱给予静脉营养支持或鼻饲饮食。

4. 用药指导

（1）口服药按时服用，不要根据自己感受减药、加药，忘记服药或在下次服药时补上忘记的药量会导致病情波动；不能擅自停药，需按照医生医嘱（口服药手册）进行减或停药。

（2）静脉输液过程中不要随意调节滴速，如有疑惑请询问护士。

5. 日常生活指导

（1）患者需要一个安静、舒适的环境，特别是发病2周内，应尽量减少探望，保持稳定的情绪，避免各种不良情绪影响。

（2）脑出血急性期，请不必过分紧张。大小便需在床上进行，不可自行下床如厕，以防再次出血发生；保持大便通畅，可食用香蕉、火龙果、蜂蜜，多进水，适度翻身，顺时针按摩腹部，减少便秘发生；若患者3天未排便，可使用缓泻剂，诱导排便，禁忌用力屏气排便，诱发二次脑出血。

（3）病程中还会出现不同程度的头痛，向患者解释这是本病常见的症状，随着病情的好转，头痛症状会逐渐消失。

（4）部分患者有躁动、不安的表现，为防止自伤（如拔出各种管道、坠床等）或伤及他人，应在家属同意并签字的情况下酌情使用约束带，使用约束带期间应注意松紧适宜，定时松放，密切观察局部皮肤血运情况，防止皮肤破溃；放置床挡可防止患者发生坠床，尤其是使用气垫床的患者，使用时要防止皮肤与铁制床挡摩擦，发生刮伤。

（5）长期卧床易导致肺部感染，痰多不易咳出，加强翻身、叩背，促使痰液松动咳出，减轻肺部感染。咳痰无力者，可给予吸痰。

6. 预防复发

（1）遵医嘱正确用药。

（2）定期复诊，监测血压、血脂等，保持情绪稳定，避免生气、激动、紧张。适当体育活动，如散步、太极拳等。预防并发症和脑出血的复发。

**（三）循证护理**

研究表明由于人们生活方式、饮食结构、工作压力水平等因素的不断变化，脑出血作为临床常见疾病，近年来发病率已呈现出上升趋势。该病发病急骤、病情复杂多变，给救治带来了极大的困难，致使患者的死亡率和致残率均较高，给患者及其家属带来沉重的负担。大部分脑出血患者发病后的死因是由并发症引起的，系统而有计划的护理措施，往往对患者的治疗效果和预后转归起到不可估量的作用。

脑出血所致神经症状主要是出血和水肿引起脑组织受损而不是破坏，故神经功能可有相当程度的恢复，在病情稳定后仅进行肢体运动功能的康复，恢复时间长，易发生并发症；急性期后，实施综合性康复护理能在一定程度上预防残疾的发生，能帮助和加快受损功能的恢复。

## 四、蛛网膜下腔出血患者的护理

蛛网膜下腔出血（SAH）指脑底部或脑表面的病变血管破裂，血液直接流入蛛网膜下腔引起的一种临床综合征，占急性脑卒中的 10% 左右。其最常见的病因为颅内动脉瘤。SAH 以中青年常见，女性多于男性；起病突然，最典型的表现是异常剧烈的全头痛，个别重症患者很快进入昏迷，因脑疝而迅速死亡，此类患者最主要的急性并发症是再出血。

**（一）专科护理**

1. 护理要点

急性期绝对卧床 4～6 周，谢绝探视，加强病情观察，根据出血的部位和量考虑是否外科手术治疗，头痛剧烈可遵医嘱给予脱水药和止痛药；保持情绪稳定和二便通畅，恢复期的活动应循序渐进，不能操之过急，防止再次出血。

2. 主要护理问题

（1）急性疼痛：头痛与脑水肿、颅内压高、血液刺激脑膜或继发性脑血管痉挛有关。

（2）潜在并发症：再出血。

3. 护理措施

（1）心理护理：指导患者了解疾病的过程与预后，头痛是因为出血、脑水肿致颅内压增高，血液刺激脑膜或脑血管痉挛所致，随着出血停止、血肿吸收，头痛会慢慢缓解。必要时给予止痛和脱水降颅压药物。

（2）用药护理：遵医嘱使用甘露醇时应快速静脉滴注，必要时记录 24 h 尿量，定期查肾功能；使用排钾利尿药时要注意防止离子紊乱，可静脉补钾或口服补钾；使用尼莫地平等缓解脑血管痉挛的药物时可能出现皮肤发红、多汗、心动过缓或过速、胃肠不适等反应，应适当控制输液速度，密切观察是否有不良反应发生。

（3）活动与休息：绝对卧床休息 4～6 周，向患者和家属讲解绝对卧床的重要性，为患者提供安静、安全、舒适的休养环境，控制探视，避免不良的声、光刺激，治疗护理活动也应集中进行。如经一个月左右治疗，患者症状好转，经头部 CT 检查证实血液基本吸收，可遵医嘱逐渐抬高床头、床上坐位、下床站立和适当活动。

（4）避免再出血诱因：告诉患者和家属容易诱发再出血的各种因素，指导患者与医护人员密切配合，避免精神紧张情绪波动、用力排便、屏气、剧烈咳嗽及血压过高等。

（5）病情监测：蛛网膜下腔出血再发率较高，以 5 ~ 11 天为高峰，81% 发生在首次出血后 1 个月内。表现为：首次出血后病情好转的情况下，突然再次出现剧烈头痛、恶心、呕吐、意识障碍加重、原有症状和体征重新出现等。

## （二）健康指导

### 1. 疾病知识指导

（1）概念：指脑底部或脑表面的病变血管破裂，血液直接流入蛛网膜下腔引起的一种临床综合征，约占急性脑卒中的 10%。

（2）形成的主要原因：其最常见的病因为颅内动脉瘤，占 50% ~ 80%，其次是动静脉畸形和高血压性动脉粥样硬化，还可见于烟雾病、颅内肿瘤、血液系统疾病、颅内静脉系统血栓和抗凝治疗并发症等。

（3）主要症状：出现异常剧烈的全头痛，伴一过性意识障碍和恶心、呕吐；发病数小时后出现脑膜刺激征（颈项强直、Kernig 征和 Brudzinski 征）；25% 的患者可出现精神症状。

（4）常用检查项目：首选 CT 检查，其次脑脊液检查、脑血管影像学检查、TCD 检查。

（5）治疗：一般治疗与高血压性脑出血相同；安静休息；脱水降颅压，防止再出血常用氨甲苯酸注射液；预防血管痉挛常用尼莫地平注射液；放脑脊液疗法，外科手术治疗。

（6）预后：与病因、出血部位、出血量、有无并发症及是否得到适当的治疗有关。动脉瘤性 SAH 死亡率高，未经外科治疗者约 20% 死于再出血；90% 的颅内 AVM 破裂患者可以恢复，再出血风险较小。

### 2. 饮食指导

给予高蛋白、高维生素、清淡、易消化、营养丰富的流食或半流食，指导患者多进食新鲜的水果和蔬菜，如米粥、蛋羹、面条、芹菜、韭菜、香蕉等，保证水分摄入，少量多餐，防止便秘。

### 3. 避免诱因

向患者和家属普及保健知识，提高其自我管理理念，定期体检，及时发现颅内血管异常，立即就医；已发病的患者应控制血压在理想范围，避免情绪激动，保持大便通畅，必要时遵医嘱使用镇静剂和缓泻剂等物。

### 4. 检查指导

SAH 患者一般在首次出血 3 周后进行 DSA 检查，应告知脑血管造影的相关知识，指导患者积极配合，以明确病因，尽早手术，解除隐患和危险。

### 5. 照顾者指导家属应关心、体贴患者

为其创造良好的休养环境，督促其尽早检查和手术，发现再出血征象及时就诊。

## （三）循证护理

SAH 最常见的病因为颅内动脉瘤，多项研究中指出动脉瘤性 SAH 患者发生再出血的原因是血压波动引起颅内压增高，如剧烈活动、用力排便、咳嗽、情绪激动等，对动脉瘤产生刺激，从而诱发动脉瘤再次破裂。多表现为突然发病，头痛难忍，心理负担较重，易产生惊恐心理，使患者焦虑不安。这些因素如不及时控制，会导致恶性循环，不利于疾病的治疗和机体的康复。有研究指出 SAH 患者的典型症状是剧烈头痛，给予脱水和降颅压治疗，减轻脑水肿，这是治疗的关键。患者必须绝对卧床休息 4 周，过早下床活动可引发再次出血。对于再出血的患者来说，发生脑血管痉挛的时间越长、发作次数越多，预后就会越差，因此，应该采取综合性的预防和护理方法，进行及时的观察和治疗。

近年来，临床上对于 SAH 的治疗有很多新进展，研究显示持续腰池外引流是一种安全、有效、微创治疗 SAH 的方法，能不断将有害物质排出体外，减小蛛网膜粘连和脑水肿反应，从而减轻对脑血管的不良刺激，而新分泌出来的 CSF 又起着稀释和冲洗的作用，阻止了恶性循环。通过持续的腰池外引流并给予护理配合后，可明显缩短头痛时间、减轻头痛程度、减少脑疝及再出血的发生。该方法治愈率高，创伤小，充分体现了临床应用的价值。

## 第二节　中枢神经系统感染性疾病患者的护理

中枢神经系统（CNS）感染性疾病是指各种生物病原体侵犯中枢神经系统实质、脑膜和血管等引起的急性或慢性炎症性（或非炎症性）疾病。引起疾病的生物病原体包括病毒、细菌、螺旋体、寄生虫、真菌、立克次体和朊蛋白等。临床上根据中枢神经系统感染的部位不同可分为：脑炎、脊髓炎或脑脊髓炎，主要侵犯脑和（或）脊髓实质；脑膜炎、脊膜炎或脑脊膜炎，主要侵犯脑和（或）脊髓软膜；脑膜脑炎：脑实质和脑膜合并受累。生物病原体主要通过血行感染、直接感染和神经干逆行感染等途径进入中枢神经系统。

### 一、病毒性脑膜炎患者的护理

病毒性脑膜炎是一组由各种病毒感染引起的脑膜急性炎症性疾病。多为急性起病，出现病毒感染的全身中毒症状如发热、头痛、畏光、恶心、呕吐、肌痛、食欲减退、腹泻和全身乏力等，并伴有脑膜刺激征，通常儿童病程超过1周，成人可持续2周或更长。本病大多呈良性过程。

#### （一）专科护理

1. 护理要点

急性期患者绝对卧床休息，给予高热量、高蛋白、高维生素、易消化的流质或半流质饮食，不能进食者给予鼻饲。密切观察病情变化，除生命体征外，必须观察瞳孔、精神状态、意识改变、有无呕吐、抽搐症状，及时发现是否有脑膜刺激征和脑疝的发生。

2. 主要护理问题

（1）急性疼痛：头痛与脑膜刺激征有关。

（2）潜在并发症：脑疝与脑水肿导致颅内压增高有关。

（3）体温过高与病毒感染有关。

（4）有体液不足的危险与反复呕吐、腹泻导致失水有关。

3. 护理措施

（1）一般护理。

①为患者提供安静、温湿度适宜的环境，避免声光刺激，以免加重患者的烦躁不安、头痛及精神方面的不适感。

②衣着舒适，患者内衣以棉制品为宜，勤洗勤换，且不易过紧；床单保持清洁、干燥、无渣屑。

③提供高热量、高蛋白质、高维生素、低脂肪的易消化饮食，以补充高热引起的营养物质消耗。鼓励患者增加饮水量，1 000 ~ 2 000 mL/d。

④做好基础护理，给予口腔护理，减少患者因高热、呕吐引起的不适感，并防止感染；加强皮肤护理，防止降温后大量出汗带来的不适。

（2）病情观察及护理。

①严密观察患者的意识、瞳孔及生命体征的变化，及时准确地报告医生。积极配合医生治疗，给予降低颅内压的药物，减轻脑水肿引起的头痛、恶心、呕吐等，防止脑疝的发生。保持呼吸道通畅，及时清除呼吸道分泌物，定时叩背，吸痰，预防肺部感染。

②发热患者应减少活动，以减少氧耗量，缓解头痛、肌痛等症状。发热时可采用物理方法降温，可用温水擦浴、冰袋和冷毛巾外敷等措施物理降温。必要时遵医嘱使用药物降温，使用时注意药物的剂量，尤其对年老体弱及伴有心血管疾病者应防止出现虚脱或休克现象；监测体温应在行降温措施30 min后进行。

③评估患者头痛的性质、程度及规律，恶心、呕吐等症状是否加重。患者头痛时指导其卧床休息，改变体位时动作要缓慢。讲解减轻头痛的方法，如深呼吸、倾听音乐、引导式想象、生物反馈治疗等。

④意识障碍患者给予侧卧位，备好吸引器，及时清理口腔，防止呕吐物误入气管而引起窒息。观察患者呕吐的特点，记录呕吐的次数，呕吐物的性质、量、颜色、气味，遵医嘱给予止吐药，帮助患者逐

步恢复正常饮食和体力。指导患者少量多次饮水，以免引起恶心呕吐；剧烈呕吐不能进食或严重水电解质失衡时，给予外周静脉营养，准确记录 24 h 出入量，观察患者有无失水征象，依失水程度不同，患者可出现软弱无力、口渴、皮肤黏膜干燥和弹性减低，尿量减少、尿比重增高等表现。

⑤抽搐的护理：抽搐发作时，应立即松开衣领和裤带，取下活动性义齿，及时清除口鼻腔分泌物，保持呼吸道通畅；放置压舌板于上、下臼齿之间，防止舌咬伤，必要时用舌钳将舌拖出，防止舌后坠阻塞呼吸道；谵妄躁动时给予约束带约束，勿强行按压肢体，以免造成肢体骨折或脱臼。

### （二）健康指导

1. 疾病知识指导

（1）概念：病毒性脑膜炎又称无菌性脑膜炎，是一组由各种病毒感染引起的脑膜急性炎症性疾病，主要表现为发热、头痛和脑膜刺激征。

（2）形成的主要原因：85%～95% 的病毒性脑膜炎由肠道病毒引起，主要经粪口途径传播，少数经呼吸道分泌物传播。

（3）主要症状：多为急性起病，出现病毒感染全身中毒症状，如发热、畏光、头痛、肌痛、食欲减退、腹泻和全身乏力等，并伴有脑膜刺激征。幼儿可出现发热、呕吐、皮疹等，而颈项强直较轻微甚至缺如。

（4）常用检查项目：血常规、尿常规、腰椎穿刺术、脑电图头 CT、头 MRI。

（5）治疗：主要治疗原则是对症治疗、支持治疗和防治并发症，对症治疗如剧烈头痛可用止痛药，癫痫发作可首选卡马西平或苯妥英钠，抗病毒治疗可用无环鸟苷，脑水肿可适当应用脱水药。

（6）预后：预后良好。

（7）其他：如疑为肠道病毒感染应注意粪便处理，注意手部卫生。

2. 饮食指导

（1）给予高蛋白，高热量、高维生素等营养丰富的食物，如鸡蛋、牛奶、豆制品、瘦肉，有利于增强抵抗力。

（2）长期卧床的患者易引起便秘，用力屏气排便、过多的水钠潴留都易引起颅内压增高，为保证大便通畅，患者应多食粗纤维食物，如芹菜、韭菜等。

（3）应用甘露醇、速尿等脱水剂期间，患者应多食含钾高的食物如香蕉、橘子等，并要保证水分摄入。

（4）不能经口进食者，遵医嘱给予鼻饲，制订鼻饲饮食计划表。

3. 用药指导

（1）脱水药：保证药物滴注时间、剂量准确，注意观察患者的反应及患者皮肤颜色、弹性的变化，记录 24 h 出入量，注意监测肾功能。

（2）抗病毒药：应用阿昔洛韦时注意观察患者有无谵妄、皮疹、震颤及血清转氨酶暂时增高等副作用。

4. 日常生活指导

（1）保持室内环境安静、舒适、光线柔和。

（2）高热的护理。

①体温上升阶段：寒战时注意保暖。

②发热持续阶段：给予物理降温，必要时遵医嘱使用退热药，并要注意补充水分。

③退热阶段：要及时更换汗湿衣服，防止受凉。

（3）腰椎穿刺术后患者取去枕平卧位 4～6 h，以防止低颅压性头痛的发生。

### （三）循证护理

病毒性脑膜炎是由各种病毒引起中枢神经系统的炎症性疾病，其发病机制可能与病毒感染和感染后的免疫反应有关。而症状性癫痫是由脑损伤或全身性疾病引起脑代谢失常引发的癫痫，病毒性脑膜炎是引起癫痫发作的因素之一。针对病毒性脑膜炎并发症状性癫痫患者的临床特点，有学者研究得出病毒性脑炎并发症状性癫痫患者的护理重点应做好精神异常、癫痫发作、腰椎穿刺术和用药的观察及护理。

使用头孢菌素类和硝基咪唑类抗生素后服用含有酒精类的液体或食物时会引发双硫仑样反应。双硫仑样反应表现为面部潮红、头痛、眩晕、恶心、呕吐、低血压、心率加快、呼吸困难，严重者可致急性充血性心力衰竭、呼吸抑制、意识丧失、肌肉震颤等。据报道，一个高压电烧伤者，术后给予头孢哌酮抗感染，用75%乙醇处理创面，反复出现双硫仑样反应。说明应用上述药物的患者接触任何含乙醇的制品都有导致双硫仑样反应的可能，医护人员应提高警惕，并将有关注意事项告知患者。

## 二、化脓性脑膜炎患者的护理

化脓性脑膜炎即细菌性脑膜炎，又称软脑膜炎，是由化脓性细菌所致脑脊膜的炎症反应，脑和脊髓的表面轻度受累，是中枢神经系统常见的化脓性感染疾病。病前可有上呼吸道感染史，主要临床表现为发热、头痛、呕吐、意识障碍、偏瘫、失语、皮肤瘀点及脑膜刺激征等。通常起病急，好发于婴幼儿和儿童。

## 一、专科护理

1. 护理要点

密切观察患者的病情变化，定时监测患者的生命体征、意识、瞳孔的变化及颅内压增高表现。做好高热患者的护理。对有肢体瘫痪及失语的患者，给予康复训练，预防并发症。加强心理护理，帮助患者树立战胜疾病的信心。

2. 主要护理问题

（1）体温过高与细菌感染有关。

（2）急性疼痛：头痛与颅内感染有关。

（3）营养失调：低于机体需要量与反复呕吐及摄入不足有关。

（4）潜在并发症：脑疝与颅内压增高有关。

（5）躯体活动障碍与神经功能损害所致的偏瘫有关。

（6）有皮肤完整性受损的危险与散在的皮肤瘀点有关。

3. 护理措施

（1）一般护理。

①环境：保持病室安静，经常通风，用窗帘适当遮挡窗户，避免强光对患者的刺激，减少患者家属的探视。

②饮食：给予清淡、易消化且富含营养的流质或半流质饮食，多吃水果和蔬菜。意识障碍的患者给予鼻饲饮食，制订饮食计划表，保证患者摄入足够的热量。

③基础护理：给予口腔护理，保持口腔清洁，减少因发热、呕吐等引起的口腔不适；加强皮肤护理，保持皮肤清洁干燥，特别是皮肤有瘀点、瘀斑时避免搔抓破溃。

（2）病情观察及护理。

①加强巡视，密切观察患者的意识、瞳孔、生命体征及皮肤瘀点、瘀斑的变化，婴儿应注意观察囟门。若患者意识障碍加重、呼吸节律不规则、双侧瞳孔不等大、对光反射迟钝、躁动不安等，提示脑疝的发生，应立即通知医生，配合抢救。

②备好抢救药品及器械：抢救车、吸引器、简易呼吸器、氧气装置及硬脑膜下穿刺包等。

（3）用药护理。

①抗生素：给予抗生素皮试前，询问有无过敏史。用药期间监测患者的血象、血培养、血药敏等检查结果。用药期间了解患者有无不适主诉。

②脱水药：保证药物按时、准确滴注，注意观察患者的反应及皮肤颜色、弹性的变化，注意监测肾功能。避免药液外渗，如有外渗，可用硫酸镁湿热敷。

③糖皮质激素：严格遵医嘱用药，保证用药时间、剂量的准确，不可随意增量、减量，询问患者有无心悸、出汗等不适主诉；用药期间监测患者的血象、血糖变化；注意保暖，预防交叉感染。

（4）心理护理。

根据患者及家属的文化水平，介绍患者的病情及治疗和护理的方法，使其积极主动配合。关心和爱护患者，及时解除患者的不适，增强其信任感，帮助患者树立战胜疾病的信心。

（5）康复护理。

有肢体瘫痪和语言沟通障碍的患者可以进行如下的康复护理：

①保持良好的肢体位置，根据病情，给予床上运动训练，包括：

a. 桥式运动：患者仰卧位，双上肢放于体侧，或双手十指交叉，双上肢上举；双腿屈膝，足支撑于床上，然后将臀部抬起，并保持骨盆成水平位，维持一段时间后缓慢放下。也可以将健足从治疗床上抬起，以患侧单腿完成桥式运动。

b. 关节被动运动：为了预防关节活动受限，主要进行肩关节外旋、外展，肘关节伸展，腕和手指伸展，髋关节外展，膝关节伸展足背屈和外翻。

c. 起坐训练。

②对于清醒患者，要给予更多关心、体贴，增强自我照顾能力和信心。经常与患者进行交流，促进其语言功能的恢复。

**（二）健康指导**

1. 疾病知识指导

（1）概念：化脓性脑膜炎是由化脓性细菌感染所致的脑脊膜炎症，脑和脊髓的表面轻度受累。通常急性起病，是中枢神经系统常见的化脓性感染疾病。

（2）形成的主要原因：化脓性脑膜炎最常见的致病菌为肺炎链球菌、脑膜炎双球菌及 B 型流感嗜血杆菌。这些致病菌可通过外伤直接扩延、血液循环或脑脊液等途径感染软脑膜和（或）蛛网膜。

（3）主要症状：寒战、高热、头痛、呕吐、意识障碍、腹泻年全身乏力等，有典型的脑膜刺激征。

（4）常用检查项目：血常规、尿常规、脑脊液检查、头 CT、头 MRI、血细菌培养。

（5）治疗。

①抗菌治疗：未确定病原菌时首选三代头孢曲松或头孢噻肟因其可透过血脑屏障，在脑脊液中达到有效浓度。如确定病原菌为肺炎球菌，首选青霉素，对其耐药者，可选头孢曲松，必要时联合万古霉素治疗；如确定病原菌为脑膜炎球菌，首选青霉素；如确定病原菌为铜绿假单胞菌可选头孢他啶。

②激素治疗。

③对症治疗。

（6）预后：病死率及致残率较高，但预后与机体情况、病原菌和是否尽早应用有效的抗生素治疗有关。

（7）宣教：搞好环境和个人卫生。

2. 饮食指导

给予高热量、清淡、易消化的流质或半流质饮食，按患者的热量需要制订饮食计划，保证足够热量的摄入。注意食物的搭配，增加患者的食欲，少食多餐。频繁呕吐不能进食者，给予静脉输液，维持水电解质平衡。

3. 用药指导

（1）应用脱水药时，保证输液速度。

（2）应用激素类药物时不可随意减量，以免发生"反跳"现象，激素类药物最好在上午输注，避免由于药物副作用引起睡眠障碍。

4. 日常生活指导

（1）协助患者洗漱、如厕、进食及个人卫生等生活护理。

（2）做好基础护理，及时清除大小便，保持臀部皮肤清洁干燥，间隔 1～2 h 更换体位，按摩受压部位，必要时使用气垫床，预防压疮。

（3）偏瘫的患者确保有人陪伴，床旁安装护栏，地面保持平整干燥、防湿、防滑，注意安全。

（4）躁动不安或抽搐的患者，床边备牙垫或压舌板，必要时在患者家属知情同意下用约束带，防止患者舌咬伤及坠床。

### （三）循证护理

化脓性脑膜炎是小儿时期较为常见的由化脓性细菌引起的神经系统感染的疾病，婴幼儿发病较多。本病预后差，病死率高，后遗症多。相关学者通过对 78 例化脓性脑膜炎患儿的护理资料进行研究，分析总结得出做好病情的观察和加强临床护理是促进患儿康复的重要环节。

对小儿化脓性脑膜炎的临床护理效果的探讨，得出结论：提高理论知识水平、业务水平、对疾病的认识，对病情发展变化作出及时、正确的抢救和护理措施，可以提高患儿治愈率，降低并发症和后遗症发生，提高生命质量，促进患儿早日康复。

## 三、结核性脑膜炎患者的护理

结核性脑膜炎（TMD）是由结核杆菌引起的脑膜和脊髓膜的非化脓性炎症性疾病，是最常见的神经系统结核病。主要表现为结核中毒症状、发热、头痛、脑膜刺激征、脑神经损害及脑实质改变，如意识障碍、癫痫发作等。本病好发于幼儿及青少年，冬春季多见。

### （一）专科护理

1. 护理要点

密切观察患者的病情变化，观察有无意识障碍脑疝及抽搐加重的发生。做好用药指导，定期监测抗结核药物的副作用。对抽搐发作、肢体瘫痪及意识障碍的患者加强安全护理，防止外伤，同时给予相应的对症护理，促进患者康复。

2. 主要护理问题

（1）体温过高与炎性反应有关。

（2）有受伤害的危险与抽搐发作有关。

（3）有窒息的危险与抽搐发作时口腔和支气管分泌物增多有关。

（4）营养失调：低于机体需要量与机体消耗及食欲减退有关。

（5）疲乏与结核中毒症状有关。

（6）意识障碍与中枢神经系统、脑实质损害有关。

（7）潜在并发症：脑神经损害、脑梗死等。

（8）知识缺乏：缺乏相关医学知识有关。

3. 护理措施

（1）一般护理。

①休息与活动：患者出现明显结核中毒症状，如低热、盗汗全身无力、精神萎靡不振时，应以休息为主，保证充足的睡眠，生活规律。病室安静，温湿度适宜，床铺舒适，重视个人卫生护理。

②饮食护理：保证营养及水分的摄入。提供高蛋白、高热量、高维生素的饮食，每天摄入鱼、肉、蛋、奶等优质蛋白，多食新鲜的蔬菜、水果，补充维生素。高热或不能经口进食的患者给予鼻饲饮食或肠外营养。

③戒烟、酒。

（2）用药护理。

①抗结核治疗：早期、联合、足量、全程、顿服是治疗结核性脑膜炎的关键。强调正确用药的重要性，督促患者遵医嘱服药，养成按时服药的习惯，使患者配合治疗。告知药物可能出现的不良反应，密切观察，出现如眩晕、耳鸣、巩膜黄染、肝区疼痛、胃肠不适等不良反应时，及时报告医生，并遵医嘱给予相应的处理。

②全身支持：减轻结核中毒症状，可使用皮质类固醇等抑制炎症反应，减轻脑水肿。使用皮质类固醇时要逐渐减量，以免发生"反跳"现象。注意观察皮质类固醇药物的不良反应，正确用药，减少副作用。

③对症治疗：根据患者的病情给予相应的抗感染、脱水降颅压、解痉治疗。

（3）体温过高的护理。

①重视体温的变化,定时测量体温,给予物理或药物降温后,观察降温效果,患者有无虚脱等不适出现。

②采取降温措施。

a. 物理降温:使用冰帽、冰袋等局部降温,温水擦浴全身降温,注意用冷时间,观察患者的反应,防止继发效应抵消治疗作用及冻伤的发生。身体虚弱的患者在降温过程中,控制时间,避免能量的消耗。

b. 药物降温:遵医嘱给予药物降温,不可在短时间内将体温降得过低,同时注意补充水分,防止患者虚脱。儿童避免使用阿司匹林,以免诱发 Reye 综合征,即患者先出现恶心、呕吐,继而出现中枢神经系统症状,如嗜睡、昏睡等。小心谨慎使用金刚烷胺类药物,以免中枢神经系统不良反应的发生。

（4）意识障碍的护理。

①生活护理:使用床挡等保护性器具。保持床单位清洁、干燥、无渣屑,减少对皮肤的刺激,定时给予翻身、叩背,按摩受压部位,预防压疮的发生。注意口腔卫生,保持口腔清洁。做好大小便护理,满足患者的基本生活需求。

②饮食护理:协助患者进食,不能经口进食时,给予鼻饲饮食,保障营养及水分的摄入。

③病情监测:密切观察患者的生命体征及意识、瞳孔的变化,出现异常及时报告医生,并配合医生处理。

**（二）健康指导**

1. 疾病知识指导

（1）病因及发病机制:结核杆菌通过血行直接播散或经脉络丛播散至脑脊髓膜,一形成结核结节,结节破溃后结核菌进入蛛网膜下腔,导致结核性脑膜炎。此外,结核菌可因脑实质、脑膜干酪灶破溃所致,脊柱、颅骨、乳突部的结核病灶也可直接蔓延引起结核性脑膜炎。

（2）主要症状:多起病隐袭,病程较长,症状轻重不一。

①结核中毒症状:低热、盗汗、食欲减退、疲乏、精神萎靡。

②颅内压增高和脑膜刺激症状:头痛、呕吐、视神经盘水肿及脑膜刺激征。

③脑实质损害:精神萎靡、淡漠、谵妄等精神症状或意识状态的改变;部分性、全身性的痫性发作或癫痫持续状态;偏瘫、交叉瘫、截瘫等脑卒中样表现。

④脑神经损害:动眼、外展、面及视神经易受累及,表现为视力下降、瞳孔不等大、眼睑下垂、面神经麻痹等。

（3）常用检查项目:脑脊液检查、头 CT、头 MRI、血沉等。

（4）治疗。

①抗结核治疗:异烟肼、利福平、吡嗪酰胺、链霉素、乙胺丁醇等。至少选择 3 种药物联合治疗,根据所选药物给予辅助治疗,防止药物不良反应。

②皮质类固醇:用于减轻中毒症状、抑制炎症反应、减轻脑水肿、抑制纤维化,可用地塞米松或氢化可的松等。

③对症治疗:降颅压、解痉、抗感染等。

（5）预后:与患者的年龄、病情轻重、治疗是否及时彻底有关。部分患者预后较差,甚至死亡。

2. 饮食指导

提供高蛋白、高热量、高维生素、易消化吸收的食物,每天摄入鱼、肉、蛋、奶等优质蛋白,多食新鲜的蔬菜、水果,补充维生素。保证水分的摄入。

3. 用药指导

（1）使用抗结核药物时要遵医嘱正确用药,早期、足量、联合、全程、顿服是治疗本病的关键。药物不良反应较多,如使用异烟肼时需补充维生素 $B_6$ 以预防周围神经病;使用利福平、异烟肼、吡嗪酰胺时需监测肝酶水平,及时发现肝脏损伤;使用链霉素时定期进行听力检测,及时应对前庭毒性症状。

（2）使用皮质类固醇药物时,观察用药效果,合理用药,减少不良反应的发生。

（3）应用脱水、降颅压药物时注意电解质的变化,保证水分的摄入;使用解痉、抗感染等药物时给予相应的护理，如注意观察生命体征的变化等。

4. 日常生活指导

（1）指导患者注意调理，合理休息，生活规律，增强抵抗疾病的能力，促进身体康复。

（2）减少外界环境不良刺激，注意气候变化，预防感冒发生。

（3）保持情绪平稳，积极配合治疗，树立战胜疾病的信心。

## （三）循证护理

结核性脑膜炎早期出现头痛、双目凝视、精神呆滞、畏光；中期出现脑膜刺激征、颅内压高、呕吐（以喷射性呕吐为主）、嗜睡；晚期出现失明、昏睡、呼吸不规则、抽搐，危重时发生脑疝而死亡的临床特点。研究表明，严密观察患者的病情变化，针对性地做好一般护理、病情观察、康复护理、饮食护理、用药护理、心理护理、康复护理和健康教育，对结核性脑膜炎患者的康复起到重要的作用。

# 第十章

## 手术伤口护理

### 第一节　手术切口的分类

#### 一、根据外科手术切口微生物污染情况

外科手术切口分为清洁切口、清洁－污染切口、污染切口、感染切口。

1. 清洁切口

手术未进入感染炎症区，未进入呼吸道、消化道、泌尿生殖道及口咽部位。

2. 清洁－污染切口

手术进入呼吸道、消化道、泌尿生殖道及口咽部位，但不伴有明显污染。

3. 污染切口

手术进入急性炎症但未化脓区域；开放性创伤手术；胃肠道、尿路、胆道内容物及体液有大量溢出污染；术中有明显污染（如开胸心脏按压）。

4. 感染切口

有失活组织的陈旧创伤手术；已有临床感染或脏器穿孔的手术。

#### 二、根据创伤和外科手术中污染的可能性将切口分三类

1. 清洁切口

用"Ⅰ"代表，是指非外伤性的、未感染的伤口；手术未进入呼吸道、消化道、泌尿生殖道及口咽部位。即指的是缝合的无菌切口，如甲状腺次全切除术等。

2. 可能污染的切口

用"Ⅱ"代表，是指手术时可能带有污染的缝合切口，如胃大部切除术等。皮肤不容易彻底灭菌的部位、6 h 内伤口经过清创术缝合、新缝合的切口又再度切开者，都属此类。

3. 污染切口

用"Ⅲ"代表，是指临近感染区或组织直接暴露与感染物的切口，如化脓性阑尾炎手术、肠梗阻坏死的手术、局部含有坏死组织的陈旧性创伤伤口等。

#### 三、愈合的分级

1. 甲级愈合

用"甲"代表，是指愈合优良，没有不良反应的初期愈合。

2. 乙级愈合

用"乙"代表，是指愈合欠佳，愈合处有炎症反应，如红肿、硬结、血肿、积液等但未化脓。

3. 丙级愈合

用"丙"代表，是指切口化脓，需切开引流。

## 四、记录

对于个别分类有困难的切口，一般定为下一类，即不能确定为"Ⅰ"者可以"Ⅱ"计，不能确定为"Ⅱ"者可以"Ⅲ"计：

# 第二节　手术伤口常见并发症的护理

## 一、伤口出血

### （一）原因

1. 手术后伤口出血可能发生在术后 24 h 内（原发性出血）。

2. 有的伤口出血也可能发生在术后的 7 ~ 10 天（继发性出血），主要因为术中止血不彻底，不完善，如结扎血管的缝线松脱，原痉挛的小血管舒张，凝血机制障碍等。

### （二）临床表现

1. 少量出血

术后伤口敷料或引流管内有少量鲜血，全身无失血性休克。

2. 出血量大

术后伤口敷料或引流管内有大量鲜血，术后短期出现胸闷、速脉、烦躁、面色苍白、四肢湿冷、呼吸急促、血压下降等出血和休克表现。

### （三）防治措施

1. 少量出血

更换敷料，加压包扎，使用止血药。

2. 出血量大

严密观察生命体征，加快补液，行再次手术止血。

## 二、伤口疼痛

### （一）原因

组织损伤或潜在组织损伤发生于神经末梢传导系统的病理性异常状态传导到大脑，从而引起的不愉快的感觉。疼痛与生物、心理和社会三个因素均有关联。

### （二）临床表现

术后 24 h 内疼痛主要是手术的切口疼痛，术后 2 ~ 3 天主要是切口张力增加的疼痛。

### （三）防治措施

1. 心理护理。

2. 使用止痛泵。

3. 必要时使用止痛药。

## 三、伤口裂开

手术切口裂开是一种严重的并发症，裂开的切口需二次缝合，使愈合延迟，住院天数延长，经济负担加重，给患者心理造成恐惧感，易引起医疗纠纷：因此外科手术时应预防此类并发症的发生，并且要在治疗过程中，及时发现问题，积极处理。

## 四、切口感染

### （一）原因

与无菌技术不严和病人的体质和病变的性质有一定的关系，合并禁食、营养不良、贫血、糖尿病、肥胖者脂肪液化等有关。切口感染发生的时间大多发生在术后 3 ~ 5 天，个别发生较晚，在 3 ~ 4 周后。

### （二）临床表现

（1）手术后 3 ~ 5 天，已经正常的体温重新上升，应首先考虑到切口感染。

（2）出现切口胀痛和跳动，应立即检查。

（3）切口局部肿胀、发红、有明显压痛，甚至有脓性分泌物由缝合处的针眼处溢出，有感染发生。

（4）有时感染位置较深，不易被早期发现。

（5）少数病人伴有全身症状。

### （三）防治措施

（1）严格无菌操作技术。

（2）增强病人抵抗力。

（3）根据手术需要必要时使用抗生素。

（4）对于污染伤口和感染伤口的处理中要仔细，手术操作完毕后要采用大量的生理盐水冲洗，污染切口延期缝合。

（5）加强术后的监测，护理人员要对患者切口部位进行监测，对感染能及时发现，采取积极有效的措施。

## 第三节　护理个案分析

### 一、病史介绍

患者男性，67 岁，外院因肠梗阻行肠梗阻松解术，腹腔冲洗引流术，术后 8 天出现腹壁伤口裂开，肠液流出，每天约 1 000 mL，感腹胀，腹平，全腹软，无肌卫及肌紧张。诊断为"肠漏"收治。

### 二、伤口评估

腹部有 10 cm 长的手术切口，5 cm 有缝合，余 5 cm 伤口敞开，有肠液流出，切口周围皮肤发红。

### 三、伤口护理难点

患者低蛋白血症，全身营养状况较差，腹壁伤口裂开，肠液流出量大导致周围皮肤浸渍发红。

### 四、伤口护理方法

（1）腹部切口敞开处给予持续负压吸引，伤口周围氧化锌涂擦，如有渗液及时清理；

（2）造口粉洒在切口发红处，保持瘘口周围皮肤清洁干燥；

（3）涂防漏膏使肠瘘液局限。

# 第十一章
## 妇产科常用护理技术

### 第一节　会阴擦洗

#### 一、目的及适应证

保持病人会阴部清洁；促进会阴伤口的愈合；防止生殖系统、泌尿系统逆行性感染。常用于妇产科手术后留置导尿管者、产后会阴有伤口者、产后 1 周内的产妇、外阴阴道手术后、急性外阴炎病人、长期卧床病人等。

#### 二、用物准备

（1）一次性会阴垫或橡皮布 1 块，冲洗壶 1 个，便盆 1 只。

（2）会阴擦洗包 1 个，内含消毒治疗巾 1 块，无菌镊子或止血钳 2 把，无菌弯盘 2 只，无菌干纱布 2 块，无菌棉球若干。

（3）消毒液 500 mL（如 0.1% 苯扎溴铵、0.05% 聚维酮碘或 1∶5 000 高锰酸钾溶液）。

#### 三、操作步骤

（1）向病人做好解释工作，用屏风与其他病人遮挡。嘱病人排空膀胱，脱下一侧裤腿，取膀胱截石位，暴露会阴部。冬季注意保暖。

（2）在病人臀下垫一次性会阴垫或橡皮单，会阴擦洗包置于床旁。

（3）左手持镊子夹取干净的药液棉球，右手持镊子从下方夹取棉球进行会阴擦洗。擦洗顺序：第 1 遍自上而下，由外向内，依次为阴阜、大腿内上 1/3、大小阴唇、会阴、肛周、肛门，初步擦净会阴部的血迹和分泌物。第 2 遍由内向外，或以伤口为中心进行擦洗。第 3 遍顺序同第 2 遍。一个棉球限用 1 次。最后用干纱布擦干。

（4）收拾物品，整理床铺，臀下换上无菌会阴垫。

会阴擦洗的顺序：第一遍自上而下，由外向内；第二遍由内向外或以伤口为中心；第三遍同第二近。

#### 四、注意事项

（1）擦洗棉球温度适宜，动作轻柔，顺序准确。

（2）擦洗时注意观察会阴伤口情况，有无红肿、分泌物，发现异常及时记录并报告医生。

（3）对留置导尿管的病人，要将尿道口周围擦洗干净，并注意观察导尿管是否通畅，有无脱落、打结等情况。

（4）每次会阴擦洗前后，护理人员均应洗净双手。会阴伤口有感染者应最后擦洗，避免交叉感染。

（5）会阴擦洗一般每日 2 次，大便后随时擦洗。

（6）如行会阴冲洗，先将便盆置于病人臀下，以消毒干纱布遮挡阴道口，然后左手持冲洗壶、右手用镊子夹持消毒棉球，一边冲洗一边擦洗，顺序同会阴擦洗第一遍。冲洗完毕，取下阴道口纱布，干纱布擦干局部，撤掉便盆，换上无菌会阴垫，整理床铺。

# 第二节　阴道灌洗

## 一、目的及适应证

促进局部血液循环，减少阴道分泌物，有清洁、收敛、消炎、热疗的作用，有利于炎症的消退。常用于各种阴道炎、慢性宫颈炎的局部治疗；子宫切除术及阴道手术术前的常规准备。

## 二、用物准备

1. 所用物品

带橡皮管（管上带调节阀）的灌洗筒一个，冲洗头一个，窥阴器一个，弯盘一个，便盆一个，长镊子2把，无菌干纱布若干，橡皮单1块，一次性手套1副，输液架1个。

2. 灌洗液

常用灌洗液有：0.05% 聚维酮碘溶液，0.1% 苯扎溴铵溶液，1：5 000 高锰酸钾溶液，2% ~ 4% 碳酸氢钠溶液、1% 乳酸溶液、0.5% 醋酸溶液等，根据病情需要选用。

## 三、操作步骤

（1）向病人做好解释工作，以取得配合。病人排空膀胱后，脱下一条裤腿，取膀胱截石位仰卧于检查床上，臀下垫橡皮单和便盆。

（2）根据病情需要配置灌洗液 500 ~ 1 000 mL，水温 41 ~ 43℃，将灌洗桶挂于输液架上，桶高距检查床 60 ~ 70 cm。

（3）操作者戴手套，右手持冲洗头，先冲洗外阴部，然后用左手分开小阴唇，将冲洗头缓缓插入至阴道后穹隆，边冲洗边上下左右移动冲洗头。或用窥阴器暴露宫颈后再冲洗，边冲洗边转动窥阴器，将整个阴道侧壁及阴道穹隆冲洗干净。最后将窥阴器向下按压，流出阴道内的残留液。当灌洗液剩约 100 mL 时，夹住皮管取出冲洗头，再次冲洗外阴，然后扶病人坐起，使阴道内残留液体流出。

（4）干纱布擦净外阴，撤去便盆，整理用物。

## 四、注意事项

（1）灌洗桶与床沿的距离不应超过 70 cm，避免压力过大，水流过快，灌洗液与局部作用不充分或污物进入子宫腔。

（2）灌洗液温度以 41 ~ 43℃为宜，动作要轻柔，灌洗头不要插入过深，避免损伤阴道壁和宫颈组织。

（3）使用窥阴器灌洗时，应轻轻转动窥阴器，使得灌洗液能够到达阴道各部。

（4）妇产科手术 2 周或产后 10 天后的病人，若合并阴道分泌物混浊、有臭味、伤口愈合不良等，可行低位灌洗，灌洗桶距床沿不超过 30 cm，以免损伤阴道伤口或污物进入子宫腔。

（5）未婚女性可用导尿管进行灌洗，不能用窥阴器。

（6）月经期、阴道出血、产后 10 天内、人工流产术后宫颈内口未关闭者，不宜行阴道灌洗。宫颈癌有活动性出血者禁止阴道灌洗。（重点提示）

灌洗筒距床沿的高度不超过 70 cm（低位灌洗不超过 30 cm）；水温 41 ~ 43℃；月经期、阴道出血、产后 10 天内、人工流产术后宫颈内口未关闭者，不宜行阴道灌洗。宫颈癌有活动性出血者禁止阴道灌洗，可行会阴擦洗。

## 第三节　会阴湿热敷

### 一、目的及适应证

促进局部血液循环，促进局部组织生长和修复，达到止痛、消炎、促进伤口愈合的目的，常用于会阴水肿、会阴血肿的吸收期、会阴伤口硬结等病人。

### 二、用物准备

会阴擦洗包1个，一次性会阴垫或橡皮单1块，棉垫1块，医用凡士林适量，煮沸的50E硫酸镁溶液，热水袋或电热包或红外线灯1个。

### 三、操作步骤

（1）向病人做好解释工作，以取得配合。嘱病人排空膀胱，脱下一条裤腿，取膀胱截石位，臀下垫一次性会阴垫或橡皮单，注意保暖。

（2）行会阴擦洗擦去局部污垢。

（3）在病变部位涂一薄层凡士林，盖上无菌纱布，然后敷上浸有50E硫酸镁的湿热纱布，再盖上棉垫保温，可将热水袋或电热包或红外线灯置于棉垫外，加强保温效果。

（4）一般3～5 min更换一次湿热纱布（有保温措施的，可适当延长更换时间），一次热敷时间为15～30 min，每日2～3次。

（5）热敷结束，整理床单和用物，为病人更换新的会阴垫。

### 四、注意事项

（1）湿热敷的面积一般为病灶的2倍。

（2）湿热敷的温度一般为41～48℃，注意防止烫伤，对休克、昏迷、术后感觉不灵敏的病人尤应注意会阴湿热敷的面积为病灶的2倍，温度一般为41～48℃，注意防止烫伤。

## 第四节　阴道及宫颈上药

### 一、目的及适应证

使药物直接作用于病变部位，达到治疗的目的。常用于各种阴道炎、子宫颈炎及子宫全切术后阴道残端炎的治疗。

### 二、用物准备

同阴道灌洗用物，另备带线棉球1个，消毒长棉签1个，干棉球若干，各种剂型药物，喷雾器等。

### 三、操作步骤

1. 向病人做解释工作，以取得配合

嘱病人排空膀胱，脱去一条裤腿，以膀胱截石位仰卧于检查床上。

2. 行阴道灌洗后

擦干宫颈及阴道穹隆，根据病情及药物剂型采取不同的上药方法。

（1）纳入法：栓剂、丸剂、片剂、胶囊等可直接将药物置于阴道，用带线棉球堵住，线尾露于阴道口外，12 h后自行取出。也可指导病人自行放置，睡前戴无菌手套，以示指将药物推入阴道后壁直至示指完全伸入为止。常用于阴道炎、宫颈炎的治疗。

（2）涂擦法：药液或膏剂可用长棉签均匀涂擦于阴道或宫颈病变部位。常用于阴道炎、宫颈炎的治疗。

（3）喷洒法：粉剂可用喷雾器直接喷洒于阴道或宫颈，常用于阴道炎的治疗。

（4）宫颈棉球上药法：窥阴器暴露宫颈，长镊子夹持蘸药的带线棉球压迫宫颈表面，片刻后取出窥阴器和长镊子，将带线棉球留于阴道内，尾线露出于阴道口外，12～24 h后自行取出。适用于宫颈急性或亚急性炎症伴出血者。

## 四、注意事项

（1）上药的棉签必须捻紧，涂药时向一个方向转动，避免棉花脱落人官腔。

（2）栓剂、片剂、胶囊等最好在晚上临睡前上药，避免其脱出，影响疗效。

（3）未婚女性上药时不可使用窥阴器，可用长棉签轻轻涂擦。

（4）月经期或阴道流血时不宜上药，用药期间禁止性生活。

# 第五节　坐　浴

## 一、目的及适应证

借助水温和药物的作用，促进局部血液循环，减少炎性渗出，缓解疼痛，有利于组织修复。常用于各种妇科炎症的局部治疗、外阴阴道手术的术前准备。常用的有：①热浴，水温在41～43℃，可先熏蒸后坐浴，适用于急性炎症有渗出者，临床最多用；②温浴，水温在35～37℃，适用于慢性盆腔炎、外阴阴道手术的术前准备；③冷浴，水温在14～15℃，适用于膀胱阴道松弛、性功能障碍等，持续2～5 min即可。

## 二、用物准备

坐浴盆1个，30 cm高的坐浴架1个，无菌纱布若干，坐浴液2 000 mL（常用药液同阴道灌洗，根据病情选用）。

## 三、操作步骤

根据病情配制好坐浴液2 000 mL，置于坐浴架上。嘱病人排空膀胱，将臀部和外阴部浸泡于坐浴液中，一般20 min左右。结束后用干纱布擦干外阴，整理用物，消毒坐浴盆。

## 四、注意事项

（1）坐浴液应严格按浓度配制，浓度过低影响疗效，过高易损伤黏膜。

（2）坐浴前先将外阴及肛周擦洗干净，坐浴时臀部完全浸泡于药液中。

（3）坐浴水温要适宜，热浴保持在41～43℃。

（4）月经期、阴道流血、孕妇及产后7天内禁止坐浴。

# 第十二章
## 口腔门诊外科常见疾病护理

### 第一节　牙拔除术的护理

## 一、适应证

1. 牙体病损

牙体组织龋坏或破损严重，用现有的修复手段已无法恢复和利用者可拔除。

2. 根尖周病

根尖周病变不能用根管治疗、根尖切除等方法治愈者可拔除。

3. 牙周病

晚期牙周病、牙周骨组织支持大部分丧失，采用常规和手术治疗已无法取得牙齿的稳固和功能。

4. 牙外伤

冠折通常经过治疗处理是可以保留的。根中 1/3 折断一般为拔牙适应证。

5. 错位牙

影响功能、美观，造成邻近组织病变或邻牙龋坏，不能用正畸等方法恢复正常位置者均可考虑拔除。

6. 额外牙

额外牙常会引起正常牙的萌出障碍或错位，造成错𬌗畸形，常为拔牙适应证。

7. 埋伏牙、阻生牙

引起邻牙牙根吸收、冠周炎、牙列不齐、邻牙龋坏均应拔除。

8. 滞留乳牙

影响恒牙萌出者应拔除。

9. 治疗需要

因正畸治疗需要进行减数的牙；因义齿修复需要拔除的牙；囊肿或良性肿瘤累及的牙，可能影响治疗效果者均为拔牙适应证。

10. 病灶牙

引起颌骨骨髓炎、牙源性上颌窦炎等局部病变的病灶牙为拔牙适应证。

11. 骨折

颌骨骨折线上的牙或牙槽突骨折所累及的牙，应根据牙本身情况而定，尽可能保留。

## 二、禁忌证

（1）重症高血压、心力衰竭、心肌梗死及心绞痛频繁发作患者。

（2）患有血友病、白血病、恶性贫血及坏血病等血液病患者。

（3）口腔恶性肿瘤患者，牙位于恶性肿瘤病变区，不可单纯拔牙。

（4）患有糖尿病血糖未经控制的患者。

（5）患有口腔颌面部急性感染的患者；疲劳过度、饥饿、紧张恐惧及妇女月经期者。

（6）易流产或易早产的孕妇；严重的慢性疾病者。

牙拔除术的禁忌证有相对性。禁忌证受全身系统状况、口腔局部情况、患者精神心理状况、医生水平、设备药物条件等综合影响。在一定程度上，拔牙的禁忌证是可以转化的。某些疾病经综合处理后，在一定的监控条件下可以实施拔牙手术。

## 三、术前准备

1. 物品准备

0.2%碘伏棉球、棉球、一次性检查盘、牙挺、牙钳、刮匙、骨凿、骨锤、分离器、骨膜剥离子、注射器、一次性针头、局麻药（2%利多卡因或复方阿替卡因注射液）。

2. 患者准备：

必要时拍X线片、做心电图。

## 四、治疗流程及护理配合

（1）核对患者病历及患者姓名→安排患者坐在治疗椅上→系好胸巾→调整椅位及光源，拔除上颌牙时患者头部应稍后仰，张口时上颌牙的颌平面与地面成45°，拔除下颌牙时颌平面与地面平行。备好麻醉药（询问有无过敏史），指导配戴眼镜或有活动义齿患者应取下放好，护士位于患者左侧。

（2）核对牙位，询问过敏史，准备麻醉物品，检查STA（无痛麻醉系统）运转是否正常，检查无痛麻醉针是否在有效期内，并进行安装。

（3）传递0.2%碘伏棉球，传递麻药注射器，麻药注射后，嘱患者闭口休息，不可随意活动，告知患者麻药注射后的反应，如有心慌、局部瘙痒等不良反应及时告知医护人员。

（4）根据不同牙齿传递相关拔牙器械，如需要增大牙周围间隙或劈开牙齿时应先告知患者，使其有思想准备，手术过程中，观察患者面色、情绪及病情变化，适时调节灯光保持术区明亮。

（5）拔牙后传递刮匙、无菌棉球，嘱患者咬紧，必要时准备缝合物品，整理用物。

（6）加强心理护理，缓解患者的心理紧张情绪，发放拔牙健康处方，详细介绍拔牙后的注意事项

## 五、健康教育

（1）拔牙术后压迫止血的棉卷应咬30 min后自行吐掉。

（2）有出血倾向的患者，拔牙后不要马上离开，待30 min后，经医生检查确认安全后再离开。

（3）拔牙后1～2天，唾液中带少许血丝属正常现象，如出血较多应及时就诊。

（4）拔牙当天不要刷牙漱口，不用拔牙侧咀嚼食物，不用舌舔伤口，更不可反复吸吮、吐唾液，以免破坏凝血块。拔牙后2 h后方可进食，不宜进食辛辣刺激及过热食物。

（5）拔牙后不影响正常工作生活，但应避免剧烈运动。吸烟、饮酒会影响伤口愈合。

（6）阻生齿拔除后24 h内，拔牙侧可进行冷敷，减轻出血和肿胀。如拔牙创口有缝线，则需1周拆线。

（7）根据医生建议，术后服用抗生素和止痛药。如肿胀明显、张口困难或炎症较重，应及时复诊。

（8）拔牙术后1个月请于修复或种植科就诊，确定进一步治疗计划或开始修复治疗。

（9）拔牙创口缝线7～9天拆除。

## 第二节　智齿冠周炎冲洗术的护理

### 一、概念

智齿冠周炎是指智齿（第三磨牙）萌出不全或阻生时，牙冠周围软组织发生的炎症。临床上以下颌智齿冠周炎多见，上颌智齿冠周炎少见。其治疗以局部处理为重点，局部又以清除龈袋内食物碎屑、坏

死组织和脓液为主。

## 二、物品检查

一次性检查盘、5 mL 注射器、10 mL 注射液、冲洗针头、0.9% 生理盐水、3% 过氧化氢、碘甘油。

## 三、治疗流程及护理配合

1. 核对患者病历及患者姓名→安排患者坐在治疗椅上→系好胸巾→调整椅位及光源。
2. 准备 3% 过氧化氢 5 mL 和 0.9% 生理盐水 10 mL，分别连接弯钝冲洗接头。
3. 协助医生对冠周炎盲袋用 3% 过氧化氢和 0.9% 生理盐水进行反复冲洗，至冲洗流出液清亮为止，局部醮干，用探针将碘甘油送人盲袋内。
4. 若需全身应用抗生素者，应做好用药指导。

## 四、健康指导

1. 嘱患者休息，进流质饮食，禁食刺激性食物，治疗期间戒烟戒酒。
2. 宣传冠周旋的发病原因及早期治疗的重要性，对病灶牙遵医嘱应及早拔除，防止冠周炎再发。
3. 嘱患者用含漱液漱口，每日数次，保持口腔清洁。

# 第三节　颌面部软组织清创术

## 一、概念

清创术是面部预防创口感染和促进愈合的基本方法，一般原则是伤后越早进行清创越好，总的原则是 6 ~ 8 h 内进行，对于颌面部创口，由于血液循环丰富、组织抗感染能力强，因此，可以不拘泥于这个时间，超出这个时间的创口仍可以做清创处理和早期缝合创口。口腔颌面部损伤的伤员只要全身条件允许，应尽量对局部伤口进行早期外科处理，即清创术

## 二、适应证

口腔颌面部损伤伤员生命体征稳定，口腔颌面部擦伤、挫裂伤、刺伤、割裂伤、撕脱伤、咬伤、贯穿伤等。

## 三、物品准备

生理盐水、3% 过氧化氢、0.5% 氯己定棉球、碘伏棉球、无菌手套、无菌纱布、局麻药、注射器、引流条（必要时）、油纱、小切包、一次性针头、美容缝合线、吸引器管。

## 四、治疗流程及护理配合

（1）核对患者病历及患者姓名→安排患者坐在治疗椅上→系好胸巾→调整椅位及光源。

（2）准备麻药，询问患者有无过敏史、高血压、心脏病等疾病。一般均可在局麻下进行，小儿或不合作的患者考虑全麻。

（3）冲洗创口：用 3% 过氧化氢和生理盐水彻底冲洗创口，力求将异物和血块去除干净，头部下面放一污物桶，以防冲洗液流入地面。

（4）清理创口：冲洗后行创口周围皮肤消毒，备 0.5% 氯己定棉球，铺巾，进行清创处理。

（5）缝合创口：注意检查活跃的小血点及断裂的血管，彻底结扎或缝合结扎止血，然后按层对位缝合。如果创口污染严重或已感染，缝合时应安置引流条。

（6）遵医嘱肌肉注射破伤风抗毒素（TAT）1500 IU 或人破伤风免疫球蛋白 250 IU

（7）应用广谱抗生素，预防和控制感染。

## 五、健康教育

（1）口内创口嘱患者持口腔卫生，使用含漱液漱口。

（2）颌面部创口术后据病情 1～2 天换药一次。

（3）一般术后 7 天拆线，感染创口根据具体病情决定。

# 参考文献

［1］毛红云，李红波．临床常见疾病的护理常规与健康教育［M］．武汉：华中科技大学出版社，2017．

［2］程利．临床护理技能实训教程［M］．北京：科学出版社，2017．

［3］王洪飞．内科护理［M］．北京：科学出版社，2017．

［4］于卫华．护理常规［M］．合肥：中国科学技术大学出版社，2017．

［5］黄如训．神经系统疾病临床诊断基础［M］．北京：人民卫生出版社，2015．

［6］李文华，秦小旭．护理人际沟通［M］．镇江：江苏大学出版社，2017．

［7］郭丽．基础护理学［M］．济南：山东科学技术出版社，2015．

［8］晏志勇，邓香兰．护理心理学［M］．西安：西安交通大学出版社，2017．

［9］李云芳．临床护理技能学［M］．北京：人民卫生出版社，2017．

［10］金立军．健康评估［M］．北京：北京大学医学出版社，2017．

［11］郭起浩，洪震．神经心理评估［M］．上海：上海科学技术出版社，2016．

［12］李冬华，宁惠娟，张继丹，等．护理学基础实用指导［M］．北京：原子能出版社，2016

［13］马常兰，许红．妇产科护理学实训指导［M］．武汉：华中科技大学出版社，2016．

［14］徐燕，周兰姝．现代护理学［M］．北京：人民军医出版社，2015．

［15］陈双春．护理学基础［M］．西安：第四军医大学出版社，2015．

［16］陈洪进．外科护理学［M］．济南：山东科学技术出版社，2015．

［17］髓海英．临床及护理学［M］．济南：山东大学出版社，2014．

［18］丁淑贞，郝春艳．实用临床护理应急预案与流程［M］．北京：中国协和医科大学出版社，2013．

［19］汪晖，徐蓉．临床护理指南［M］．北京：科学出版社，2013．

［20］魏革，刘苏君．手术室护理学［M］．北京：人民军医出版社，2014．

［21］宋洁．急危重症护理学［M］．北京：北京理工大学出版社，2013．

［22］石兰萍．临床内科护理基础与实践［M］．北京：军事医学科学出版社，2013．

［23］邱丽清，蔡文智．内科护理学实验指导［M］．北京：科学出版社，2013．

［24］李一杰，张盂，何敏，等．急救护理［M］．武汉：华中科技大学出版社，2013．

［25］郅淑清，毕红颖．内科护理［M］．北京：人民卫生出版社，2013．